PENGREN YINGYANG YU WEISHENG

中职中专特色课程规划教材

烹饪营养与卫生

主　编　陈　虹　徐　丹
编　委　王金燕　苏　爽　张国会

东北大学出版社
·沈　阳·

图书在版编目（CIP）数据

烹饪营养与卫生 / 陈虹，徐丹主编. — 沈阳 ：东北大学出版社，2021. 12
ISBN 978-7-5517-2890-4

Ⅰ. ①烹… Ⅱ. ①陈… ②徐… Ⅲ. ①烹饪 — 营养卫生 — 教材 ②食品卫生 — 教材 Ⅳ. ①R154 ②R155. 5

中国版本图书馆 CIP 数据核字（2021）第 267748 号

出 版 者：东北大学出版社
地址：沈阳市和平区文化路三号巷 11 号
邮编：110819
电话：024-83687331（市场部） 83680267（社务部）
传真：024-83680180（市场部） 83680265（社务部）
网址：http://www. neupress. com
E-mail：neuph@ neupress. com
印 刷 者：辽宁新华印务有限公司
发 行 者：东北大学出版社
幅面尺寸：185 mm×260 mm
印 张：10. 5
字 数：243 千字
出版时间：2021 年 12 月第 1 版
印刷时间：2021 年 12 月第 1 次印刷
策划编辑：牛连功
责任编辑：张庆琼
责任校对：鲍 宇
封面设计：潘正一
责任出版：唐敏志

ISBN 978-7-5517-2890-4 定 价：32. 00 元

前言

烹饪营养与卫生是中等职业学校中西式烹饪专业、高星级饭店运营与管理专业及其他相关专业的核心课程，属于必修的专业理论课程。在专业教学标准的建设及课程改革中，在加强专业技能训练的同时，还要特别注重专业基础理论内涵的建设。本书紧跟食品营养与卫生研究与发展的新动向，在充实专业知识内涵的同时，注重学以致用，有利于培养和提升中职学生的职业素养。

本书的编写以“营养为本，烹饪为用”为理念，形成了自身的理论架构体系和特色，从形式上注重对学生综合职业能力和岗位实践能力的培养；从内容上能更好地与烹饪食品和餐饮服务等行业的生产、加工、销售及服务过程相联系，并列举和介绍了许多与当今的食品营养与安全等方面相关的新知识与新动向，使本书的体系更完整更科学；从方法上更加注重基础知识拓展和技能应用，具有很强的可操作性。

本书共4个项目、22个任务，由陈虹、徐丹、王金燕、苏爽和张国会共同完成编写。

本书在编写过程中，与校企合作单位长春广源宾馆、吉林省食间饮食管理有限公司深度合作、共同开发，在此，对上述两个单位提供的帮助表示诚挚的感谢。编者也参阅和借鉴了大量食品营养领域同行和专家的研究成果，特别是余桂恩的《食品营养与卫生》、杨霞的《烹饪营养与卫生》和吴肖淮、高臣、陈冬梅主编的《饮食营养与卫生》，在此一并表示衷心的感谢。

由于编者水平有限、编写时间仓促，本书中难免有不足之处，恳请读者批评指正。

编者

2021年8月

目录

项目一　营养学概述 …… 1

任务一　糖类 …… 2
任务二　脂类 …… 12
任务三　蛋白质 …… 18
任务四　无机盐（矿物质） …… 23
任务五　维生素 …… 28
任务六　水 …… 42
任务七　食物的消化与吸收 …… 46

项目二　各类食品的营养价值 …… 51

任务一　食品概述 …… 52
任务二　植物性烹饪原料的营养价值 …… 56
任务三　畜禽肉类食品的营养价值 …… 74
任务四　水产品的营养价值 …… 84
任务五　蛋类的营养价值 …… 91
任务六　乳和乳制品的营养价值 …… 95
任务七　调味品的营养价值 …… 103
任务八　食用油脂的营养价值 …… 110

项目三　合理营养与平衡膳食 …… 117

任务一　膳食结构 …… 118
任务二　认识热能 …… 127
任务三　中国居民平衡膳食宝塔 …… 131
任务四　特定人群的营养与膳食 …… 136

项目四　食品污染与食物中毒 …………………………………………… 146
任务一　食品污染……………………………………………………………… 147
任务二　食物中毒……………………………………………………………… 151
任务三　食品卫生管理………………………………………………………… 156
参考文献 …………………………………………………………………… 162

项目一

营养学概述

项目简介

营养学是研究食物与机体的相互作用，以及食物营养成分（包括营养素、非营养素、抗营养素等成分）在机体里分布、运输、消化、代谢等方面的一门学科。

营养学的英语单词 nutrition 被解释为：(1) 一个生物体吸收，利用食物和液体来保持正常的功能、生长以及自我维护的有机过程；(2) 食物与健康、疾病的关系的研究；(3) 一种追求营养成分和全部食物的最佳搭配，达到身体的最佳健康状态。

现代营养学起源以发现糖类为开始，并逐渐成为一门专业的学科。食物中可以被人体吸收利用的物质称作营养素。糖类、脂类、蛋白质、维生素、水和无机盐（矿物质）是人体所需的六大营养素，膳食纤维被称为“第七大营养素”，前三者在体内代谢后产生能量，故又被称为产能营养素。人体需求量较大的营养素为宏量营养素，需求量较小的营养素为微量营养素，其中宏量营养素包括糖类、脂类、纤维素、蛋白质和水，微量营养素包括无机盐（矿物质）和维生素。

项目分解

任务一　糖类
任务二　脂类
任务三　蛋白质
任务四　无机盐（矿物质）

任务五　维生素
任务六　水
任务七　食物的消化与吸收

任务一　糖类

任务目标

- 了解糖的概念。
- 掌握糖的作用。
- 掌握糖的种类。
- 了解糖过量会出现的不良反应。

任务案例

糖水也能急救吗?

小李同学因家境贫寒，身体单薄。周一早晨，又因省钱不吃早点就急忙赶去升旗仪式。晨会过程中，小李忽然眼冒金星、虚汗淋漓、头晕心慌、手足无力，最终瘫倒在地，被同学搀扶到校医室医治。校医迅速调制出一杯糖水让小李口服，约 15 min 后，症状缓解，之后校医没有开出任何药物处方，只是嘱咐小李同学：无论饭菜质量好坏或价格高低，务必要按时按量吃饱一日三餐，若再次出现饥饿无力感，则可以迅速食用含糖小零食或糖水，以避免晕倒而发生意外。

想一想：

(1) 你身边发生过类似事件吗？你是怎么处理的？

(2) 小李同学患了什么病？可用什么糖调制糖水？

(3) 为什么小李不用吃药和输液而只需饮用糖水就能缓解症状，并且按时吃饭就可以避免这种状况的发生呢？

案例分析：吃米饭、面食等可以给人体带来热能或力量，这类主食中的主要营养素是淀粉，它属于人体必需的营养素糖类中的一种。进一步学习和认识糖类可以发现人体最主要热能来源的奥秘，并且科学地平衡人体的血糖，学会预防低血糖、高血糖及糖尿病。

知识探究

一、糖的概念

糖类是由碳、氢、氧三种元素组成的。糖类可在生物体内氧化或在体外燃烧而生成二氧化碳和水，并释放出热量。

二、糖的作用

（一）供给能量

糖类最主要的功能是其在生物体内经过一系列的分解反应后，释放大量的能量，可供生命活动之用。在人体供能物质中，糖产生热量最快，供能及时，所以又称其为快速能源。人体所需能量的70%是由糖氧化分解供给的，1 g 葡萄糖在体内完全氧化分解可释放出约16.7 kJ 热量。人的大脑及神经组织只能靠血液中的葡萄糖供给能量，若血糖水平过低，则会导致昏迷、休克，甚至死亡。

食物经消化吸收进入人体的单糖主要是葡萄糖，有少量的果糖和半乳糖被人体吸收后，通过肝脏的转化作用也全部变成葡萄糖，所以在生病不能进食或发热消耗能量大时，总是用葡萄糖输液，体内的糖代谢也是以葡萄糖代谢为中心。血液中含的糖主要是葡萄糖，一般被称为血糖，血糖是糖在体内的运输形式。正常人早晨空腹时，每100 mL 静脉血含葡萄糖80~120 mg。在神经和内分泌系统调节下，血糖维持一定的动态平衡，因此血糖含量常作为身体健康状况检查的一项重要指标。

（二）构成体质

糖类是构成机体的重要物质，并参与细胞的许多生命活动，同时对维持神经系统的功能具有重要的作用。所有神经组织和细胞粒中都含有糖类，作为控制和代替遗传物质的基础——脱氧核糖核酸和核糖核酸都含有核糖。糖也是细胞的组成成分之一，原生质、细胞核、神经组织中均含有糖的复合物。

（三）控制脂肪和蛋白质的代谢

体内脂肪代谢需要有足够的糖类来促进氧化，当糖类量不足时，人体所需的能量将大部分由脂肪提供，而若脂肪氧化不完全，则体内脂肪酸在氧化过程中不能完全氧化成二氧化碳和水而产生酮体，会使酮酸积聚过多而易导致中毒，所以糖类具有辅助脂肪氧化的抗生酮作用。摄入体内的糖类释放的热能有利于蛋白质的合成和代谢，起到节约蛋白质的作用。食物中糖的供给充足，可使蛋白质作为抗体等的能量免予消耗，使蛋白质被用于最合适的地方。当糖类与蛋白质共同摄入时，体内储留的氮的含量比单独摄入蛋白质时多，这主要是因为同时摄入糖类后可增加机体腺嘌呤核苷三磷酸（ATP）的合成，有利于氨基酸的活化与合成蛋白质，这就是糖类对蛋白质的保护作用，或称其为糖类节约蛋白质的作用。

（四）维持神经系统的功能与保肝解毒

糖类对维持神经系统的功能具有很重要的作用。尽管大多数体细胞可由脂肪和蛋白质代替糖作为能源，但是大脑、神经和肺组织需要葡萄糖作为能源物质，若血液中葡萄糖水平下降（低血糖），则大脑因缺乏葡萄糖会产生不良反应。

糖有解毒作用，若机体肝糖原丰富，则对某些细菌毒素的抵抗能力增强。葡萄糖醛酸是葡萄糖代谢的氧化产物，它对某些药物的解毒作用非常重要，如吗啡、水杨酸和磺胺类药物等都是通过与之结合，生成葡萄糖醛酸衍生物而使人体通过排泄的方式解毒。在生物体内，有很多水溶性差的有机化合物，有的来自食物，有的是体内的代谢产物，它们长期储存在体内是有害的，而生物体内有一些酶能催化葡萄糖醛酸和许多水溶性差的化合物相连接，使后者能溶于水中，进而被排出体外，这时糖类便起到解毒的作用。

动物试验结果表明，当肝糖原不足时，其对四氯化碳、乙醇、砷等有害物质的解毒作用显著下降；当肝糖原及葡萄糖充足时，肝脏对四氯化碳、砷及乙醇等有害物质有较强的解毒能力。葡萄糖醛酸还对各种细菌感染引起的毒血症有较强的解毒作用。

（五）增强食品风味

糖用在烹调之中，可以提味，改善食品的色、香、味。食品加工中的重要原、辅材料和很多工业食品中都含有糖，并且糖对食品的感官性状具有很重要的作用，例如焙烤食品主要由富含糖类的谷类原料制成，在食品加工时，要控制一定的糖酸比等。

三、糖的种类

（一）单糖

单糖是糖类中结构最简单的一类。单糖分子含有许多亲水基团，易溶于水。生物体内的单糖有很多种，如核糖和脱氧核糖是含有 5 个碳原子的单糖，葡萄糖、果糖（图 1-1-1）和半乳糖是含有 6 个碳原子的单糖。

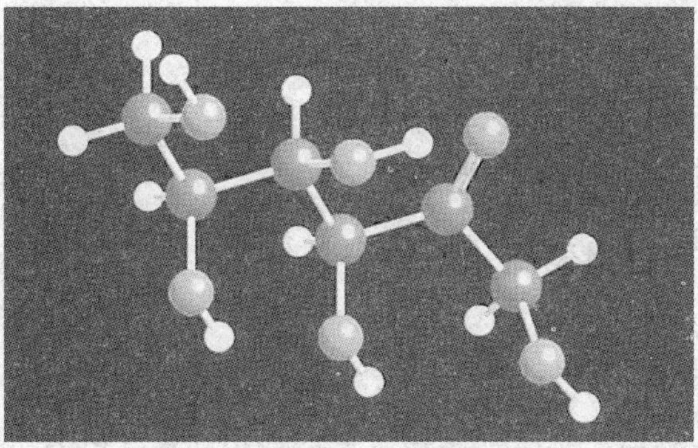

图 1-1-1 果糖的分子结构

（二）二糖

二糖（也称双糖）是由两分子的单糖通过脱水缩合而形成的一种被称为糖苷键的共价键连接而成的。虽然双糖种类繁多，但大多数并不常见。麦芽糖（图 1-1-2）、蔗糖、乳糖等是常见的二糖。蔗糖是存量最为丰富的二糖，它们是植物体内最主要的糖类存在形式。红糖、白糖、冰糖等都是由蔗糖加工制成的。乳糖广泛地存在于天然产物中，如哺乳动物的乳汁等。

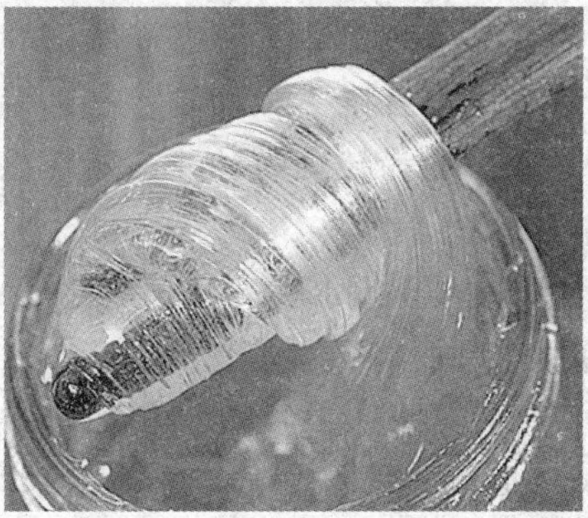

图 1-1-2 麦芽糖

（三）多糖

多糖包括淀粉（图 1-1-3）、纤维素、糖原和木糖。

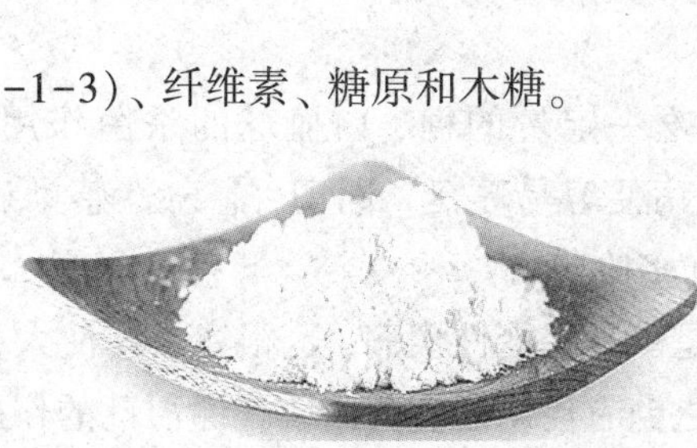

图 1-1-3 淀粉

(四) 复合糖

复合糖又称结合糖、糖缀合物，包括糖脂、糖蛋白（蛋白聚糖）、糖-核苷酸等糖类的还原端和蛋白质或脂质结合的产物。

四、糖的来源与过量表现

(一) 糖的来源

除了纯糖外，糖类在食物中的主要来源以植物性食品居多，谷类、豆类、根茎类（马铃薯、甘薯、芋头、藕）等是淀粉的主要来源；动物性食品中，乳类是乳糖的主要来源；蔬菜、水果、粗粮是纤维素的主要来源。

(二) 过量表现

糖是人类生命活动中能量的源泉。人类活动所需要的能量从每天所摄取的食物中就得到了足够的保证。关于糖类的供给量尚无正式规定，一般认为，每日摄入糖类的量以占每日所需总热量的60%~70%较为合适。如果每天再食用过量的糖，就会使血液中的中性脂肪增加，而中性脂肪会沉着在血管壁上，引起动脉硬化、冠心病等心血管疾病。糖类中的蔗糖食用过量会导致龋齿，俗称蛀牙，无论食用何种糖都要适量；否则，会影响食欲，特别是饭前不宜吃大量甜食。中老年人不宜过多地摄入糖类，原因是精制糖在体内代谢过程中容易转变为甘油三酯（血脂），血脂过高也会引起动脉硬化等多种心血管疾病。

有资料表明，过多食用白糖是导致骨折的重要原因之一，因为过多地吃糖，会使体内产生大量的酮酸、乳酸等酸性物质，影响体内酸碱平衡，长期如此，则会消化大量的钙、镁、钠等碱性物质，造成骨质疏松，容易发生骨折；也有资料显示，人的脾气暴躁与其饮食中进食过多的糖有关；糖与癌症、冠心病、糖尿病等都有一定关系。

过量食糖与下列疾病的发生也有一定关系。

(1) 糖与近视：体内糖代谢需要维生素 B_1，糖摄入量过多，维生素 B_1 消耗加大，就可能会引起视神经炎。多吃糖还易导致体内缺钙，从而促使眼球内膜的弹力减退，引起轴性近视。

(2) 糖与结核：只要吃一定量的糖，白血球的杀菌作用就会受到抑制，吃糖越多，抑制作用越强，结核病便容易蔓延；同理，患急性感染病或感冒、扁桃体炎、肺炎及痈肿等疾病时也不宜多吃糖。

(3) 糖与肾炎：肾炎是一种忌盐性疾病，这很容易诱使人多吃糖，然而，肾炎病人血管的功能本已受损，加之糖有促使血管内脂质代谢混乱的作用，因此多吃糖反而会加重肾脏的负担。

(4) 糖与皮肤病：多余的糖会转变成脂肪，使皮脂分泌增多，所以不利于皮肤健康和皮肤病的治疗，患化脓性皮肤病或脂溢性皮炎者，多吃糖更易使病情恶化。

(5) 糖与肠道疾病：糖能促使胃酸增多，加重胃病患者的疼痛；糖还能减弱胃肠的蠕动，造成便秘及痔疮的频繁发作。

(6) 糖与风湿病：风湿病患者体内的碱储备本来就少，而糖属酸性，若增加糖的摄入，则碱储备会更少，无形中加重了病情。

五、烹饪中使用的糖

(一) 精制白砂糖

精制白砂糖（图 1-1-4）简称砂糖，为粒状晶体，根据晶体的大小，有粗砂、中砂、细砂三种，目前市面上供应较多的是细砂糖。其用甘蔗或甜菜制成，特点是纯度高、水分含量低、杂质少。国产砂糖的蔗糖含量高于 99.45%、水分含量低于 0.12%，并按标准规定分为优级、一级、二级三个等级，均适用于制作面包。而制作蛋糕或饼干时，通常都使用细砂糖，它更容易融入面团或面糊里。

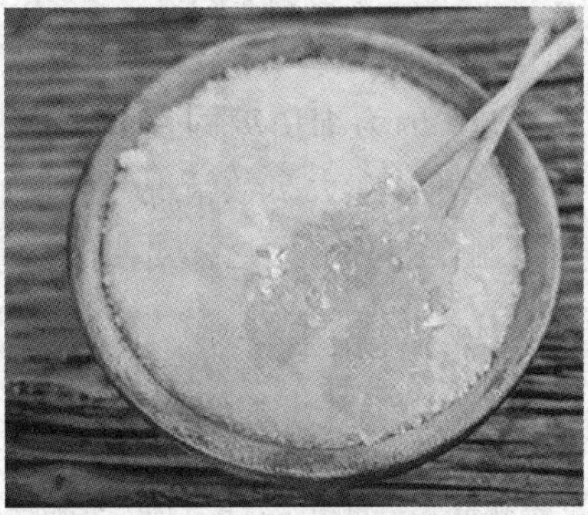

图 1-1-4　精制白砂糖

(二) 粗砂糖

粗砂糖（图 1-1-5）属于未精制的原糖，纯度低、杂质多、水分含量低、颜色浅黄，如国产的二号糖和进口的巴西糖、古巴糖。

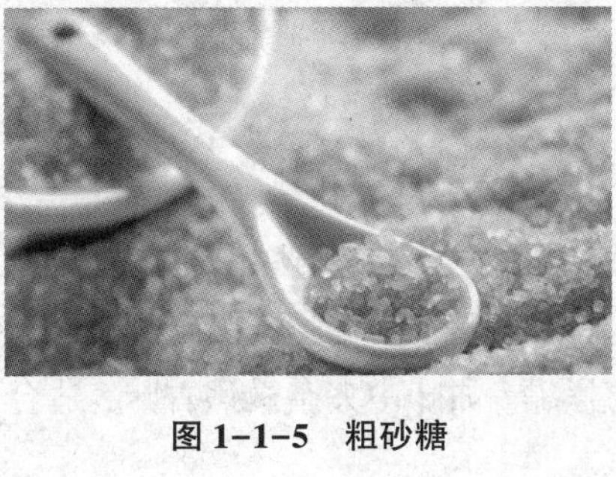

图 1-1-5　粗砂糖

粗砂糖一般用来做糕点或饼干的外皮，如砂糖茶点饼干、蝴蝶酥等糕点，粗糙的颗粒可以增加糕点的质感。粗砂糖还可以用来做糖浆，如转化糖浆。粗砂糖不适合被用来做曲奇、蛋糕、面包等糕点，因为它不容易溶解，较大的颗粒易残留在成品里，降低糕点的适口性。

（三）绵白糖

绵白糖（图 1-1-6），顾名思义，是非常绵软的白糖。其晶体细小均匀，颜色洁白，质地软绵，纯度低于白砂糖，含糖量为 98%左右，水分含量低于 2%。

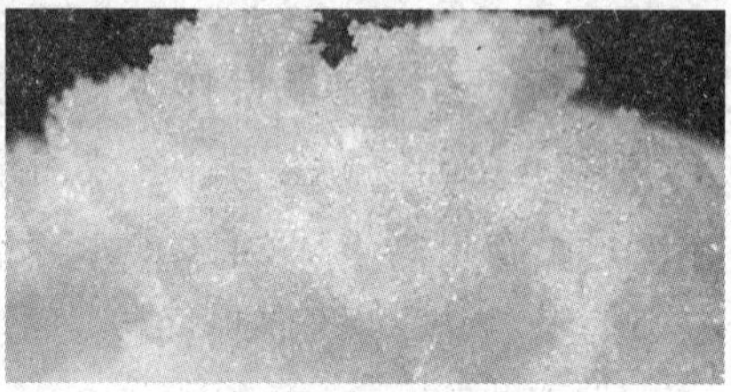

图 1-1-6　绵白糖

绵白糖在烘焙材料里处于什么地位呢？一定程度上来说，绵白糖的颗粒较细，可以作为细砂糖的替代品。不过，因为绵白糖的性质与白砂糖有些许差别，所以表现在糕点里的特性也会有一定差别，在大多数情况下，使用绵白糖代替细砂糖不会对成果造成太大的影响，但是制作如马卡龙这样对水分含量要求严苛的甜点时，一定不能用绵白糖。

（四）赤砂糖

赤砂糖（图 1-1-7）为粒状晶体，颜色为棕黄色，杂质较多。

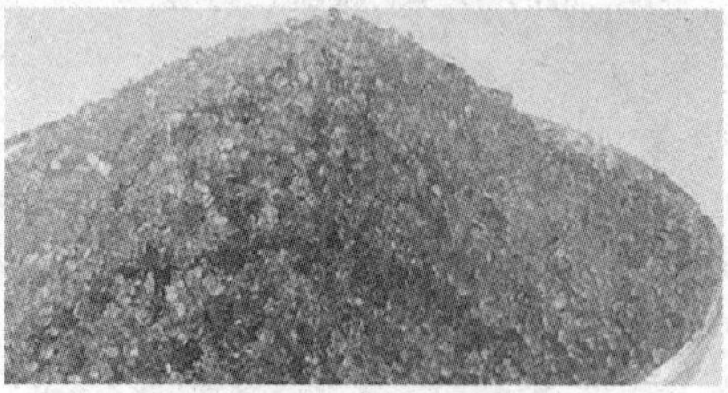

图 1-1-7　赤砂糖

（五）红糖

红糖（图 1-1-8）又称片糖、黄糖，一般由土法榨制而得，杂质最多，纯度最低。红糖属于精制糖类，水分含量高，易结块，颗粒粗糙，甜味舒适。
提取红糖前，其形态为黑糖，甜味中夹杂微焦香味，适合做日式面包。

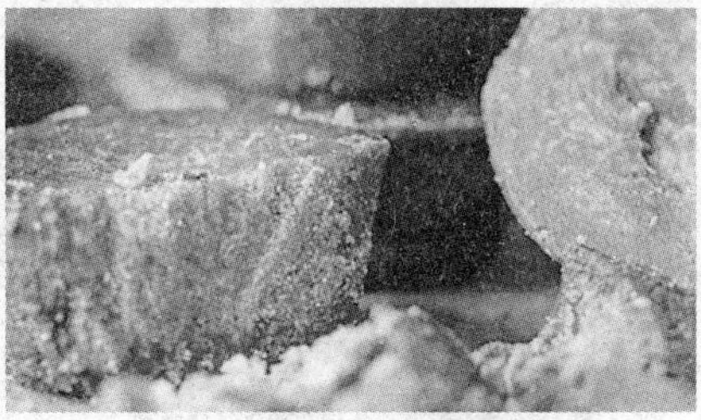

图 1-1-8 红糖

（六）红糖粉

红糖粉（图 1-1-9）的纯度比红糖高些，且称取方便，在日常生活中，比红糖的使用量大。

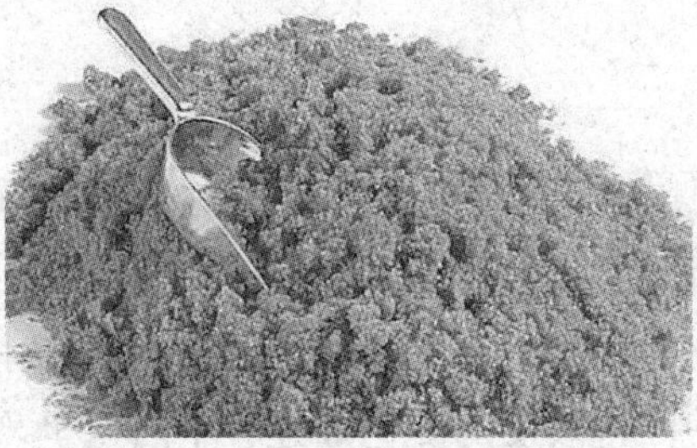

图 1-1-9 红糖粉

（七）冰糖及冰片糖

冰糖及冰片糖（图 1-1-10）不方便称取，因为其成本高，所以应用较少，一般在中式甜点中使用较多。

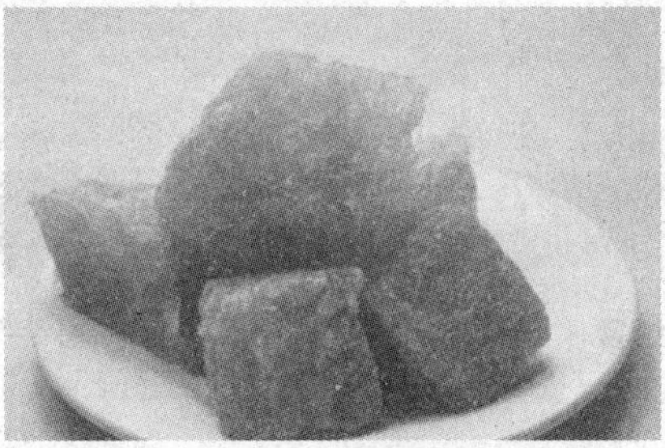

图 1-1-10 冰糖及冰片糖

（八）麦芽块及麦芽糖浆

麦芽块及麦芽糖浆（图 1-1-11）由大麦、小麦经麦芽酶作用水解而得，我国以这种方式生产的成品一般被称为饴糖。做面包常用的有麦芽糖和麦芽精，这两者也是有区别的。

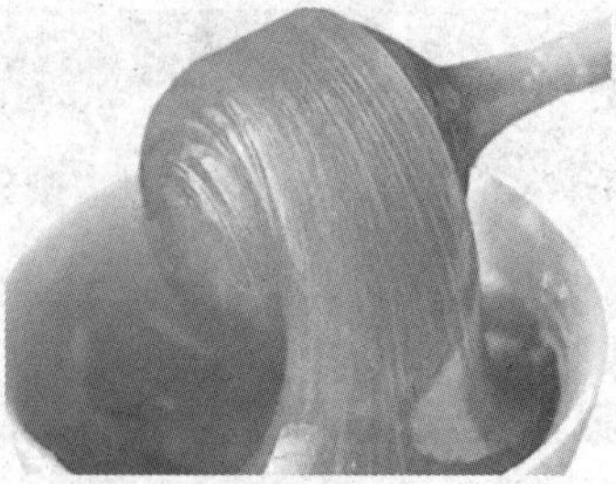

图 1-1-11　麦芽块及麦芽糖浆

（九）转化糖浆

转化糖浆由蔗糖与水在盐酸存在下加热制得，其特点是黏度低、透明度好，是做广式月饼的必需原料。

（十）蜂蜜

蜂蜜（图 1-1-12）源于花粉，是蜜蜂的分泌物。其甜度较高，且有特殊风味，多用于烘焙低热量面包，味道香醇、偏甜，容易结晶。

蜂蜜的保水性高于一般糖类，可有效保持面团的水分。将面包表面刷上蜂蜜烘烤，不仅可以调味，而且可以使面包表皮的变色加速，令面包呈现出金棕色的饱满色泽。蜂蜜多适用于制作日式面包、软欧包等。

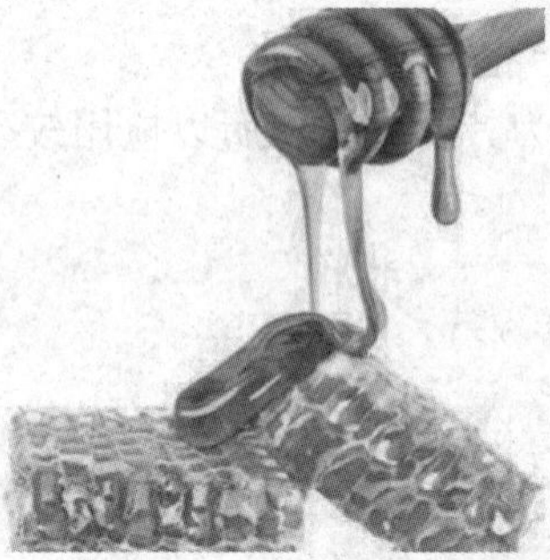

图 1-1-12　蜂蜜

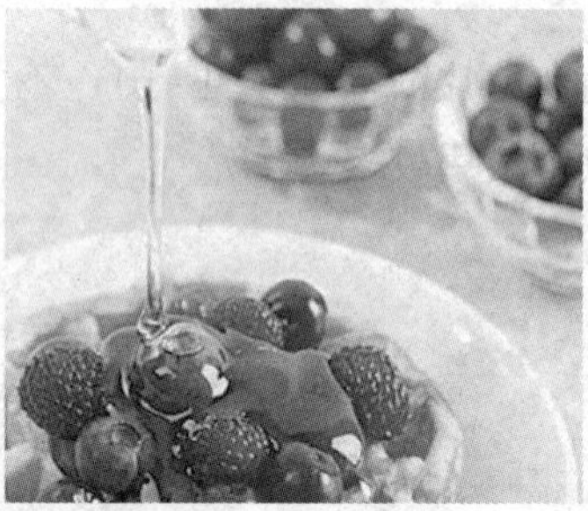

图 1-1-13　枫糖浆

（十一）枫糖浆

枫糖浆（图 1-1-13）是枫树汁液提取物。其味微酸，常搭配华夫饼、切片面包食用。枫糖浆有枫叶的清香，糖度略低于蜂蜜。

知识链接

各种糖的功能

(1) 葡萄糖——快速能量来源，是自然界分布最广泛的一种单糖。

(2) 果糖——甜度最高的糖，主要存在于蜂蜜、水果中。

(3) 蔗糖——用途最广泛的糖，过量摄入容易发胖。

(4) 麦芽糖——烧烤上色佳品，增加食品的色泽与香味。

(5) 乳糖及半乳糖——婴儿发育必不可少的主要营养物质之一。

(6) 淀粉——最佳热量来源，是自然界供给人类最丰富的糖类。

(7) 糖原——动物淀粉，是人类及动物储存糖类的形式。

(8) 膳食纤维——身体里的“清道夫”，被称为“第七大营养素”。

思考与练习

一、判断题

1. 现代营养学的起源以发现糖类为开始，逐渐成为一门专业的学科。（　　）

2. 糖类是由碳、氢、氧三种元素组成的。糖类可在生物体内氧化或在体外燃烧而生成二氧化碳和水，并释放出热量。（　　）

3. 人体所需能量的80%是由糖氧化分解供给的。（　　）

4. 谷类、豆类、根茎类（马铃薯、甘薯、芋头、藕）等是淀粉的主要来源。（　　）

5. 单糖是糖类中结构最简单的一类。（　　）

二、单选题

1. （　　）是由碳、氢、氧三种元素组成的。

A. 脂类　　B. 糖类　　C. 无机盐　　D. 蛋白质

2. （　　）是糖类中结构最简单的一类。

A. 单糖　　B. 二糖　　C. 多糖　　D. 复合糖

3. 葡萄糖是（　　）。

A. 单糖　　B. 二糖　　C. 多糖　　D. 复合糖

4. 淀粉属于（　　）。

A. 单糖　　B. 二糖　　C. 多糖　　D. 复合糖

5. 乳糖属于（　　）。

A. 单糖　　B. 二糖　　C. 多糖　　D. 复合糖

6. 半乳糖属于（　　）。

A. 单糖　　B. 二糖　　C. 多糖　　D. 复合糖

7. （　　）又名结合糖。

A. 单糖　　B. 二糖　　C. 多糖　　D. 复合糖

8. 制作蛋糕或饼干时，通常都使用（　　），它更容易融入面团或面糊里。

A. 细砂糖　　B. 中砂糖　　C. 粗砂糖　　D. 绵白糖

三、简答题

1. 糖的种类有几种？其代表糖类名称是什么？
2. 糖的作用是什么？

任务二　脂类

任务目标

- 了解脂类的概念。
- 掌握脂类的组成与分类。
- 掌握脂类的生理功能。
- 了解脂肪的食物来源。

任务案例

为什么说橄榄油是“地中海饮食”的头号功臣？

“地中海饮食”是指位于地中海沿岸的南欧各国的日常饮食，以水果、蔬菜、干果、豆类、未精制的谷类为主，食用的油类主要是橄榄油，而肉类则以鱼肉、禽肉为主。其心血管疾病、糖尿病及直肠癌等的发病率远远低于其他欧美国家，而且死亡率也低。由此可见，饮食结构中隐含健康之道。

在“地中海饮食”结构中，一般脂肪的总摄入量较低，而且其中大部分来自橄榄油。实验结果证明，橄榄油有助于降低血脂水平，可防止形成微小的血液凝块，从而能够有效地避免产生动脉硬化和心肌梗死等心血管疾病，所以称橄榄油是“地中海饮食”中保证人体健康的头号功臣。

想一想：

(1) 试比较“地中海饮食”与我国居民饮食结构的异同。

(2) 你家里日常的食用油有哪些种类？你认为哪种油更有益健康？

案例分析： 脂肪是人类在每天饮食中不可回避的重要组成。研究结果发现，与高脂肪饮食有关的心脑血管疾病已经成为危害人类健康的第一大杀手，并且发病率还处于上升趋势。大多数人平时并无症状，只有在体检抽血化验时，才能发现血脂异常。为此，要学习关于脂肪的组成、功能及其与人体健康的关系的知识，学会选油、控油，以提高生命质量。

知识探究

一、脂类的概念

脂类是脂肪和类脂的总称，是不溶于水而易溶于有机溶剂的有机化合物。其具有重要的生物化学作用，是人体重要的组成部分，也是存在于食物中的重要营养素。

二、脂类的组成与分类

脂类分为两大类，即脂肪和类脂。

（一）脂肪

脂肪即甘油三酯或脂酰甘油，它是由 1 个分子甘油与 3 个分子脂肪酸通过酯键相结合而成的。人体内脂肪酸种类有很多，其在生成甘油三酯时，可有不同的排列组合，因此，甘油三酯具有多种形式。储存能量和供给能量是脂肪最重要的生理功能。1 g 脂肪在体内完全氧化时可释放出 38 kJ 能量，比 1 g 糖原或蛋白质所放出的能量多 2 倍以上。脂肪组织是体内专门用于储存脂肪的组织，当机体需要时，脂肪组织中储存的脂肪可被动员出来分解供给机体能量。此外，脂肪组织还可起到保持体温、保护内脏器官的作用。

动物的脂肪（图 1-2-1）中不饱和脂肪酸的含量很少，植物油中则比较多。膳食中饱和脂肪太多会导致动脉粥样硬化，因为脂肪和胆固醇均会在血管内壁上沉积而形成斑块，这样会妨碍血液流动，从而产生心血管疾病。也由于此，血管内壁上有沉淀物，导致血管变窄，使肥胖症患者容易患上高血压等疾病。

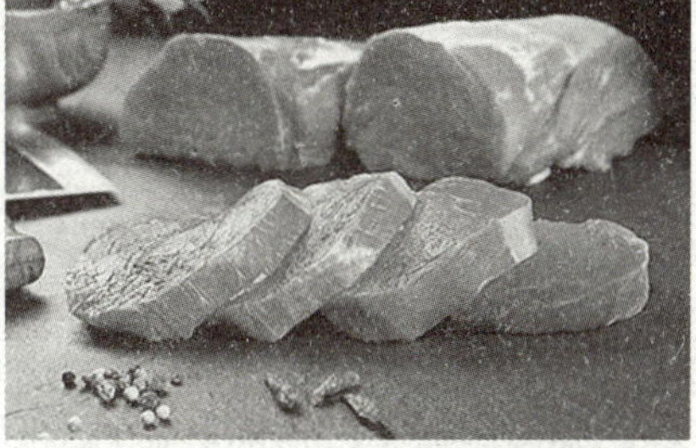

图 1-2-1　动物的脂肪

（二）类脂

类脂包括磷脂、糖脂和类固醇三大类。

磷脂是含有磷酸的脂类，包括由甘油构成的甘油磷脂与由鞘氨醇构成的鞘磷脂。在动物的脑和卵及大豆的种子中，磷脂的含量较多。

糖脂是含有糖基的脂类。

类固醇主要包括胆固醇、胆酸、性激素及维生素 D 等。这些物质对生物体维持正常的新陈代谢和生殖过程起着重要的调节作用。胆固醇虽然具有重要的生理功能，但其广泛存在于动物性食品之中，而且人体自身也可以利用内源性胆固醇，所以一般不存在胆固醇缺乏的情况。

这三大类类脂是细胞膜的重要组成成分（图 1–2–2），是构成疏水性的“屏障”，可分隔细胞水溶性成分及将细胞划分为细胞器核等小的区室，保证细胞内同时进行多种代谢活动而互不干扰，维持细胞正常结构与功能等。

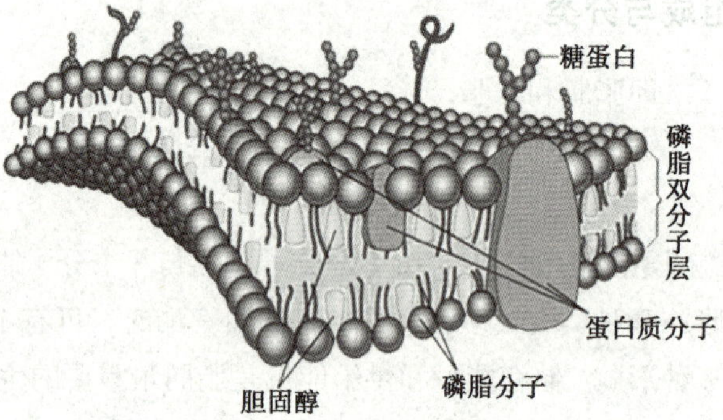

图 1–2–2　细胞膜的结构

三、脂类的生理功能

（一）供给和储存能量

脂类以多种形式存在于人体的各种组织中，其中皮下脂肪为体内储存脂肪的场所，当机体需要时，可随时被用于机体代谢。每克脂肪所能释放的能量是等量糖和蛋白质的 1 倍多。当摄入能量过多，体内储存脂肪过多，人就会发胖；长期摄入能量过少，储存的脂肪耗竭，人就会消瘦。

（二）构成生物膜

脂类为机体提供各种脂肪酸及合成类脂的基本材料。类脂是多种组织和细胞的组成成分，如细胞膜是由磷脂、糖脂和胆固醇等组成的类脂层；脑髓及神经组织含有脂磷和糖脂；一些固醇则是制造固醇类激素的必需物质。

（三）供给必需脂肪酸

有些多不饱和脂肪酸（如亚油酸、亚麻酸和花生四烯酸等）是人体不能合成的，而它们又是人体生理所必需的，只能从食物中摄取，因此，它们被称作“必需脂肪酸”。动物实验结果证明，当缺乏必需脂肪酸时，动物生长迟缓，体、尾会出现鳞屑样皮炎。

（四）维持体温

脂肪除了是体内的一种热能储备物质及主要的供能物质之外，还可对机体起隔热保温的作用。

（五）保护作用

脂肪组织在体内对器官有支撑和衬垫作用，可保护内脏器官免受外力伤害。

（六）增加饱腹感

脂类是一种重要的营养物质，它可以改善食物的感官性状，引起食欲，维持饱腹感，还可帮助脂溶性维生素的吸收。其也能够刺激十二指肠产生肠抑胃素，该物质可使肠蠕动受到抑制，即食物在胃中停留时间增长。在临床上，需要胃肠外营养的病人已开始静脉注射特制的中性脂肪制剂。

（七）促进脂溶性维生素吸收

帮助维生素 A、维生素 D、维生素 E、维生素 K 的吸收。

四、脂类营养价值的评价标准

脂类营养价值的评价主要以下列四点为标准。

（一）消化率

在正常情况下，一般脂类都是容易消化和吸收的。婴儿膳食中的乳脂吸收最为迅速；食草动物的体脂含硬脂酸多，较难消化；植物油的消化率则相当高。中碳链脂肪酸容易被水解、吸收和运输，所以在临床上，其制品常适用于某些肠道吸收不良的病人。

（二）必需脂肪酸的含量

多烯不饱和脂肪酸的亚油酸、亚麻酸和花生四烯酸均不能在人体内合成，故称为“必需脂肪酸”。亚油酸在人体内能转变为亚麻酸和花生四烯酸，因此不饱和脂肪酸中最为重要的是亚油酸及其含量。亚油酸能明显降低血胆固醇水平，而饱和脂肪酸却会显著增高血胆固醇水平。

（三）脂溶性维生素的含量

脂溶性维生素为维生素 A、维生素 D、维生素 E、维生素 K。维生素 A 和维生素 D 存在于多数食物的脂肪中，其中鲨鱼肝油中的含量最多，奶油次之，猪油内则不含维生素 A 和维生素 D，所以营养价值较低。维生素 E 广泛分布于动植物组织内，其中以植物油类含量最高，每克麦胚油中的含量高达 1194 μg，而鸡蛋内仅含 11 μg。

（四）脂类的稳定性

稳定性的大小与不饱和脂肪酸的多少和维生素 E 的含量有关。不饱和脂肪酸是不稳定的，容易氧化酸败，但维生素 E 有抗氧化作用，可防止脂类酸败。

五、脂肪的食物来源

动物性食物主要有猪油、油脂、羊脂、鸡油、鸭油、肥肉、乳脂、蛋类及其制品（图 1-2-3）。

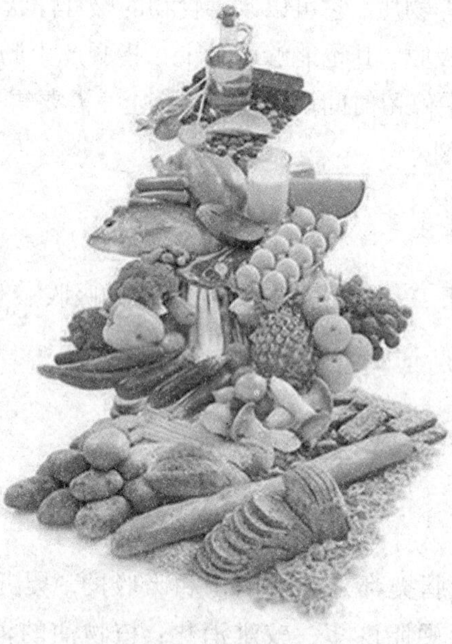

图 1-2-3　含脂肪的食物

植物性食物（图 1-2-3）中，大豆、花生、油菜籽、葵花籽、核桃仁等含油量丰富，且以不饱和脂肪酸为主。椰子油、棕榈油、可可油中的脂肪酸主要是饱和脂肪酸。

知识链接

含磷脂和胆固醇的食物

富含磷脂的食物有蛋黄、瘦肉、脑、肝肾、大豆、麦芽、花生等。

富含胆固醇的食物是动物的脑、肝、肾等内脏和蛋类，肉类和奶类也含有一定量的胆固醇。

思考与练习

一、判断题

1. 脂类是脂肪和类脂的总称，是不溶于水而易溶于有机溶剂的有机化合物。（　　）

2. 脂肪除了是体内的一种热能储备物质及主要的供能物质之外，还可对机体起隔热保温作用。（　　）

3. 脂肪即甘油三酯或脂酰甘油，它是由 1 个分子甘油与 3 个分子脂肪酸通过酯键相结合而成的。（　　）

4. 椰子油、棕榈油、可可油中的脂肪酸主要是不饱和脂肪酸。（　　）

5. 动物的脂肪中不饱和脂肪酸很少，植物油中则比较多。（　　）

二、填空题

1. 脂类是脂肪和（　　　　）的总称。

2. 糖脂是含有（　　　　）的脂类。

3. 磷脂是含有磷酸的脂类，包括由甘油构成的（　　　　）与由鞘氨醇构成的鞘磷脂。

4. 有些多不饱和脂肪酸（如亚油酸、亚麻酸和花生四烯酸等）是人体不能合成的，而它们又是人体生理所必需的，只能从食物中摄取，因此，它们被称作（　　　　）。

5. 维生素（　　　　）广泛分布于动植物组织内，其中以植物油类含量最高。

三、简答题

1. 脂类分为哪几种？

2. 脂类的生理功能是什么？

任务三　蛋白质

任务目标

- 了解蛋白质的概念。
- 掌握蛋白质的分类。
- 掌握蛋白质的生理功能。
- 了解蛋白质的来源。

任务案例

“大头娃娃”是可爱又健康的婴幼儿吗?

2003 年，安徽阜阳接连发现以奶粉喂养的婴幼儿出现以下症状：孩子的嘴唇发紫，头显得格外肥大，甚至伴有低热，生长指标明显低于正常值，根据此症状，将这些孩子俗称为“大头娃娃”。

经阜阳市人民医院医生诊断，这些孩子所患的是营养不良综合征。“明明每天都给小孩喂足了奶粉，怎么还会营养不良呢?”面对记者，许多患儿家属说的最多的就是这句话。后经调查发现，这些劣质的婴幼儿奶粉中添加了大量的糊精，特别是其中的蛋白质含量严重不足。劣质奶粉根本满足不了这些孩子的营养需求，这就是造成“大头娃娃”事件的主因。这一事件轰动全国。

想一想：

(1) 劣质奶粉中的糊精是淀粉分解的中间产物，你认为它应该属于哪一类营养素?

(2)“大头娃娃”的头部肥大是因为肌肉、骨骼还是水分?

(3) 通过阅读案例，你认为哪种营养素在生长中起着决定性作用?

案例分析：本案例中的“大头娃娃”实际上是缺乏蛋白质导致的营养性水肿，严重时甚至可能导致死亡。蛋白质对生命来说是最重要的物质。法国生理学家马让迪于1816年研究发现：仅给犬喂食糖和油，犬不久就会死亡；但是如果给犬喂添加含蛋白质的食物，犬就会存活下来。

恩格斯曾指出，生命是蛋白质的存在形式。没有蛋白质就没有生命，当蛋白质长期摄入不足时，成年人会出现体重减轻、肌肉萎缩、抵抗力下降等症状；严重缺乏时，会导致水肿性营养不良，主要表现为消瘦、疲乏无力、腹泻、贫血、血浆蛋白质浓度低下、营养性水肿、皮肤干燥粗糙、毛发枯黄等，儿童还会出现生长发育迟缓、智力发育障碍等。

知识探究

一、了解蛋白质

蛋白质是由氨基酸以“脱水缩合”方式组成的多肽链经过盘曲折叠形成的具有一定空间结构的物质。蛋白质是以氨基酸为基本单位构成的生物高分子。蛋白质分子上氨基酸的序列和由此形成的立体结构构成了蛋白质结构的多样性。蛋白质具有一级、二级、三级、四级结构，蛋白质分子的结构决定了它的功能。

蛋白质在胃液消化酶作用下初步水解，在小肠中完成整个消化吸收过程。氨基酸的吸收通过小肠黏膜细胞，由主动运转系统进行，分别转运中性、酸性和碱性氨基酸。在肠内被消化吸收的蛋白质不仅来自食物，也有肠黏膜细胞脱落和消化液的分泌等，每天有70 g左右蛋白质进入消化系统，其中大部分被消化和重吸收，未被吸收的蛋白质则变成粪便排出体外。

二、蛋白质的分类

食物蛋白质的营养价值取决于所含氨基酸的种类和数量，所以在营养上可根据食物蛋白质的氨基酸组成，将其分为完全蛋白质、半完全蛋白质和不完全蛋白质三类。

（一）完全蛋白质

完全蛋白质是一类优质蛋白质，其所含的必需氨基酸种类齐全、数量充足、比例适当，不但能维持成年人的健康，而且能促进儿童的生长发育。完全蛋白质包括乳类中的酪蛋白、乳白蛋白，蛋类中的卵白蛋白、卵磷蛋白，肉类中的白蛋白、肌蛋白，大豆中的大豆蛋白，小麦中的麦谷蛋白，玉米中的谷蛋白等。

（二）半完全蛋白质

半完全蛋白质中所含的必需氨基酸种类齐全，但有的氨基酸数量不足、比例不适当，可以维持生命，但不能促进生长发育，如小麦中的麦胶蛋白等。

(三) 不完全蛋白质

不完全蛋白质中所含的必需氨基酸种类不全，既不能维持生命，也不能促进生长发育。不完全蛋白质包括玉米中的玉米胶蛋白、动物结缔组织和肉皮中的胶质蛋白、豌豆中的豆球蛋白等。

三、蛋白质的生理功能

(一) 构造人的身体

蛋白质是一切生命的物质基础，是机体细胞的重要组成部分，是人体组织更新和修补的主要原料。人体的每个组织（如毛发、皮肤、肌肉、骨骼、内脏、大脑、血液、神经、内分泌等）都是由蛋白质组成的，所以说饮食造就人本身。蛋白质对人的生长发育非常重要，如大脑发育的特点是一次性完成细胞增殖，人的大脑细胞的增长有两个高峰期：第一个是胎儿 3 个月的时候；第二个是婴儿出生后到 1 岁之间，特别是 0—6 月龄，这段时间是大脑细胞猛烈增长的时期。到 1 岁时，婴儿大脑细胞的增殖基本完成，其数量已达成年人的 90%。所以婴儿 0—1 岁期间对蛋白质的摄入量要求很高，蛋白质对儿童的智力发展尤其重要。

(二) 结构物质

细胞是生命的最小单位，它们处于永不停息的衰老、死亡、新生的新陈代谢过程中。例如年轻人的表皮细胞 28 d 更新一次，而胃黏膜细胞 2~3 d 就要全部更新，所以一个人如果能够充分地摄入、吸收、利用蛋白质，那么皮肤就会有光泽而又有弹性；反之，人则经常处于亚健康状态，若组织受损（包括外伤）后，不能得到及时和高质量的修补，机体衰退便会加速。

(三) 载体的运输

蛋白质能够维持机体正常的新陈代谢和各类物质在体内的输送。载体蛋白对维持人体的正常生命活动是至关重要的，它可以在体内运载各种物质，如血红蛋白可以输送氧气（红细胞更新速率为每秒 250 万个）、脂蛋白可以输送脂肪和细胞膜上的受体，还有转运蛋白等。蛋白质还可以维持机体内渗透压的平衡，如白蛋白等；维持体液的酸碱平衡；构成神经递质，如乙酰胆碱、五羟色胺等；维持神经系统的正常功能，如味觉、视觉和记忆等。

(四) 抗体的免疫

人体免疫组织或免疫物质有白细胞、淋巴细胞、巨噬细胞、抗体（免疫球蛋白）、补体、干扰素等，每 7 d 更新一次。当蛋白质充足时，抗体的免疫功能会增强，在人体需要时，数小时内便可增加 100 倍。

(五) 酶的催化

人体内有数千种酶，每一种只能参与一种生化反应，人体细胞里每分钟要进行 100 多次生化反应，所以酶具有催化和调节功能。酶还有促进食物的消化、吸收、利用的作用，相应的酶充足，生化反应就会顺利、快捷，人就会精力充沛，不易生病。

(六) 激素的调节

蛋白质具有调节体内各器官生理活性的功能，如胰岛素是由 51 个氨基酸分子合成的；生长激素是由 191 个氨基酸分子合成的（与生长素无关），此类激素可针对各器官的活性进行有效的调节。

(七) 胶原蛋白

胶原蛋白占身体蛋白质含量的 1/3，可生成结缔组织，构成身体骨架（如骨骼、血管、韧带等）、决定皮肤弹性、保护大脑（在脑细胞中，有很大一部分是胶原细胞，会形成血脑屏障来保护大脑）。

(八) 能源物质

蛋白质可以提供生命活动所需的能量。

四、蛋白质的来源

蛋白质的主要来源是肉、蛋、奶和豆类食品（图 1-3-1），一般而言，来自动物的蛋白质有较高的品质，含有充足的必需氨基酸。必需氨基酸约有 8 种，其无法由人体自行合成，必须从食物中摄取，若体内有一种必需氨基酸的存量不足，则无法合成充分的蛋白质供给身体各组织使用，其他过剩的蛋白质也会被身体代谢而浪费掉，所以确保摄取到足够的必需氨基酸是很重要的。植物性蛋白质通常会有 1~2 种必需氨基酸的含量不足，所以素食者需要摄取多样化的食物，从各种组合中获得足够的必需氨基酸。

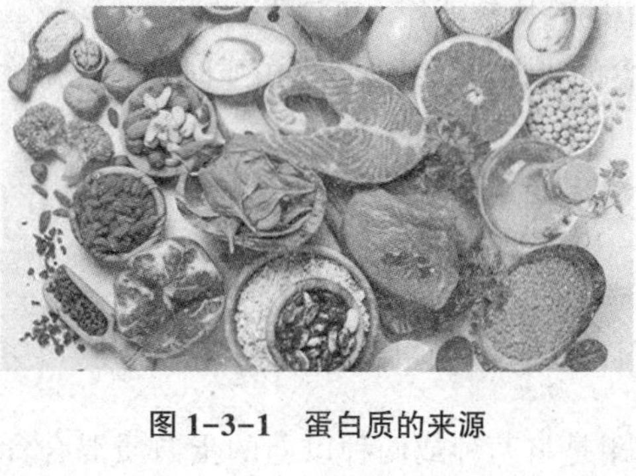

图 1-3-1　蛋白质的来源

一块像扑克牌大小的煮熟的肉含有30~35 g蛋白质，一大杯牛奶含有8~10 g蛋白质，半杯的各式豆类含有6~8 g蛋白质。所以，一天吃一块像扑克牌大小的肉，喝两大杯牛奶，吃一些豆子，加上少量的蔬菜、水果和米饭，就可得到60~70 g的蛋白质，足够一个体重60 kg的长跑选手所需。若需求量比较大，则可以多喝一杯牛奶或是酌量多吃些肉类，就可获得充足的蛋白质。

五、蛋白质的互补作用

蛋白质的互补作用是将两种或两种以上的蛋白质混合食用，使它们之间相对不足的氨基酸互相补偿，从而接近人体所需要的氨基酸模式，提高蛋白质的营养价值。例如，玉米、小米、大豆在单独食用时，其生物价分别为60，57，64，如果按照40%，40%，20%的比例混合食用，那么生物价可提高到73。

发挥食物蛋白质的互补作用应遵循以下三条原则。

（1）搭配的食物种类越多越好。食物多样化对提高食欲、促进消化吸收有利，对于发挥蛋白质的互补作用也有利，食物搭配的种类越多，氨基酸的种类越完全。

（2）食物的种属关系越远越好。将动植物食物搭配食用比吃单纯的植物性食物更有利于提高蛋白质的生物价。

（3）食用时间越接近越好，同时食用为最好。单个氨基酸在血液中的停留时间约为4 h，然后到达组织器官，再合成组织器官的蛋白质，而合成组织器官的蛋白质必须同时到达，才能发挥互补作用来合成器官蛋白质。因此，不同的食物最好同时食用，相隔时间不要超过5 h。

知识链接

蛋白质摄入过量的危害

（1）如果蛋白质摄取过量，也会在体内转化成脂肪，造成脂肪堆积。

（2）一旦蛋白质在体内转化为脂肪，血液的酸性就会提高，这样就会消耗大量的钙质，导致储存在骨骼当中的钙质被消耗，使骨质变脆。

（3）肾脏要排泄进食的蛋白质，当分解蛋白质时，会产生大量的氮素，这样会增加肾脏的负担。

思考与练习

一、判断题

1. 蛋白质的互补作用是将两种或两种以上的蛋白质混合食用，使它们之间相对不

足的氨基酸互相补偿，从而接近人体所需要的氨基酸模式，提高蛋白质的营养价值。（　　）

2. 单个氨基酸在血液中的停留时间约为 4 h。（　　）

3. 蛋白质的主要来源是肉、蛋、奶和豆类食品。（　　）

4. 胶原蛋白占身体蛋白质含量的 1/3，可生成结缔组织，构成身体骨架。（　　）

5. 蛋白质是一切生命的物质基础，是机体细胞的重要组成部分，是人体组织更新和修补的主要原料。（　　）

二、填空题

1. 蛋白质是由（　　　　）以“脱水缩合”方式组成的多肽链经过盘曲折叠形成的具有一定空间结构的物质。

2. 蛋白质是以（　　　　）为基本单位构成的生物高分子。

3. 在营养上可根据食物蛋白质的氨基酸组成，将其分为（　　　　）、半完全蛋白质和不完全蛋白质三类。

4. 完全蛋白质是一类（　　　　）蛋白质。

5. 蛋白质的(　　　　)作用是将两种或两种以上的蛋白质混合食用，使它们之间相对不足的氨基酸互相补偿，从而接近人体所需要的氨基酸模式，提高蛋白质的营养价值。

三、简答题

1. 蛋白质分为哪几种？

2. 蛋白质的生理功能是什么？

任务四　无机盐（矿物质）

任务目标

- 了解无机盐的概念。
- 掌握无机盐的种类。
- 了解无机盐的特点。
- 掌握无机盐的生理功能。

任务案例

补钙越多越有益于长高吗?

很多家长认为，多给孩子补钙，孩子便会长得快，同时会增强孩子的免疫力。近日记者走访了辽宁省各大医院的儿科门诊，并了解到，不良生活习惯或胡乱补钙等因素影响了孩子的内分泌，导致其生长过于缓慢，中国医科大学附属第一医院儿科主任姜红教授提醒，不要盲目给孩子补钙，这样会延缓孩子的生长。

姜红教授举例说，他们以前曾接诊过不少孩子，家长为了让其长高，从小就大量补钙，本来不缺钙，一天喝两包牛奶就足够了的孩子，还要在大人的要求下吃钙片、喝营养口服液，结果适得其反。孩子由于摄入钙质过量，骨头老化过早，以致生长缓慢，等到家长意识到孩子身高不足时，孩子的骨龄已明显偏大，生长潜力也已受损（资料来源：北国网）。

想一想：

（1）本案例中，家长给孩子补的是什么？

（2）你补过钙吗？是怎么补的呢？

案例分析：由本案例可以看出，人们对矿物质营养知识的了解还存在盲点。其实，矿物质和维生素一样，是人体必需的营养素之一，人体重量中，约96%是有机物和水分，剩余4%为无机元素，即矿物质。矿物质也不可能在人体内合成，主要通过食物及水摄入，而且在人的生命活动中，具有不可或缺的重要作用。

知识探究

一、了解无机盐（矿物质）

无机盐即无机化合物中的盐类，是人体内无机物的总称，旧称矿物质。它是地壳中自然存在的化合物或天然元素，是构成人体组织和维持正常生理功能所必需的各种元素的总称，是人体必需的七大营养素之一。

无机盐和维生素一样，是人体必需的元素，但无机盐是自身无法产生、合成的。人体每天无机盐的摄取量也是基本确定的，但也要随着年龄、性别、身体状况、环境、工作状况等因素变化而有所不同。

二、无机盐的种类

人体重量中约96%是有机物和水分，4%为无机元素。人体内有50多种矿物质，在这些无机元素中，已发现有 20 种左右元素是构成人体组织、维持生理功能、生化代谢所必需的，除碳、氢、氧、氮主要以有机化合物形式存在外，其余称为无机盐（矿物质）。无机盐大致可分为常量元素和微量元素两大类。

钙、磷、镁、钾、钠、硫、氯的含量占人体 0.01%以上或膳食摄入量大于100 mg/d，被称为常量元素；而铁、锌、铜、钴、钼、硒、碘、铬这 8 种元素为必需的微量元素，其含量占人体 0.01%以下或膳食摄入量小于 100 mg/d。锰、硅、镍、硼、钒这 5 种元素是人体可能必需的微量元素。还有一些微量元素有潜在毒性，一旦摄入过量，可能对人体造成病变或损伤，但其在低剂量下对人体又是可能必需的微量元素，这些微量元素主要有氟、铅、汞、铝、砷、锡、锂、镉等。但无论哪种元素，和人体所需的三大营养素——糖类、脂类和蛋白质相比，都是非常少量的。

三、主要元素

（一）钠

钠是食盐的主要组成成分。我国营养学会推荐 18 岁及以上成年人每天适宜的钠摄入量为 2.2 g，老年人则应以清淡饮为主。钠普遍存在于各种食物中，其主要来源为食盐、酱油、腌制食品、烟熏食品、咸味食品等。

（二）钙

钙是骨骼、牙齿的主要组成成分。缺钙不仅会导致骨软化病、骨质软化症等，而且会导致抽搐症状。我国营养学会推荐 18—50 岁成年人每天钙的适宜摄入量为 800 mg，50 岁以上人群则为 1000 mg。常见的钙含量丰富的食物有牛奶、酸奶、燕麦片、海参、虾皮、小麦、大豆粉、豆制品、金针菇等。

（三）镁

镁是维持骨细胞结构和功能所必需的元素。缺镁会导致神经紧张、情绪不稳、肌肉震颤等。我国营养学会推荐 18 岁及以上成年人每天镁的适宜摄入量为 350 mg。常见的镁含量丰富的食物有新鲜绿叶蔬菜（镁离子也是叶绿素分子必需的成分）、坚果、粗粮等。

（四）磷

磷是构成骨骼及牙齿的重要组成部分。严重缺磷可导致厌食、贫血等。我国营养学会推荐 18 岁及以上成年人每天磷的适宜摄入量为 700 mg。常见的含磷的食物有瘦肉、蛋、奶、动物内脏、海带、花生、坚果、粗粮等。

（五）铁

铁是人体内含量最多的微量元素，铁与人体的生命及健康有密切的关系。缺铁会导致缺铁性贫血、免疫力下降（图 1-4-1）。中国营养学会推荐 18 岁及以上的成年男女每天铁的适宜摄入量分别为 12 mg/d 和 20 mg/d。常见的铁含量丰富的食物有动物的肝脏、肾脏、鱼子酱、瘦肉、马铃薯、麦麸、大枣等。

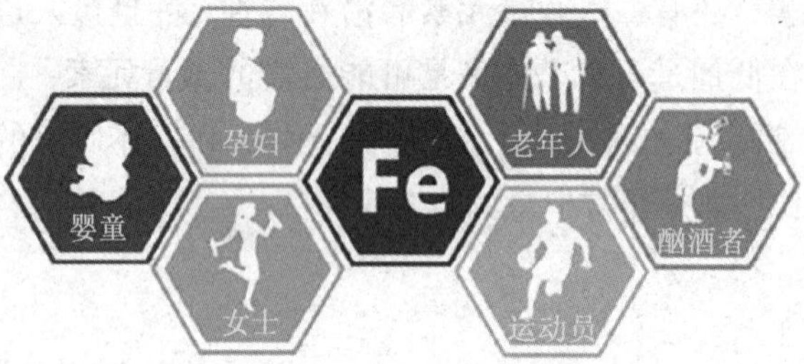

图 1-4-1　需要补铁的人群

（六）碘

碘是甲状腺激素的组成部分。缺碘会导致呆小症、儿童及成年人甲状腺肿大等。我国营养学会推荐 18 岁及以上成年人每天碘的适宜摄入量为 0. 15 mg。常见的碘含量丰富的食物有海产品，如海带、紫菜、干贝、海参等。沿海地区居民常吃海产品及内陆地区居民食用加碘盐是保证碘代谢平衡最经济方便及有效的方法。

（七）锌

锌具有促进生长发育的作用。儿童缺锌会导致生长发育不良；孕妇缺锌会导致胎儿脑发育不良、智力低下，即使出生后补锌也无济于事。我国营养学会推荐 18 岁及以上成年男性每天锌的适宜摄入量为 15. 5 mg，18 岁及以上成年女性每天锌的适宜摄入量为 11. 5 mg。常见的锌含量丰富的食物有肝、肉类、蛋类、牡蛎等。

（八）铜

铜对血红蛋白的形成起活化作用，并可促进铁的吸收和利用，在弹性蛋白的合成、结缔组织的代谢、嘌呤代谢、磷脂及神经组织形成等方面有着重要意义。铜在动物肝脏、肾、鱼、虾、蛤蜊中含量较高；果汁、红糖中也有一定含量。缺铜可能引发冠心病等症。贫血也是由于缺铜而导致的，其常见的临床表现为头晕、乏力、易倦、耳鸣、眼花，皮肤黏膜及指甲等颜色苍白，体力活动后感觉气促、心悸；严重贫血时，即使在休息时也会出现气短和心悸的症状。缺铜还会导致骨骼改变，临床表现为骨质疏松、易发生骨折。

四、无机盐的特点

（1）在体内不能合成，必须从食物和饮用水中摄取。

(2) 在体内组织器官中的分布不均匀。

(3) 元素相互之间存在协同或拮抗效应。

(4) 部分元素的需要量很少，生理需要量与中毒剂量的范围较窄，过量摄入易引起中毒。

五、无机盐的功能

(1) 无机盐是细胞的结构成分。有些无机盐是细胞内某些复杂化合物的重要组成部分。例如，Mg^{2+}是叶绿素分子必需的成分，Fe^{2+}是血红蛋白的主要成分，碳酸钙是动物和人体的骨、牙齿中的重要成分。

(2) 参与并维持生物体的代谢活动。哺乳动物血液中必须含有一定量的 Ca^{2+}，若某个动物血液中钙盐的含量过低，则会出现抽搐的症状。Ca^{2+}对于血液的凝固也是非常重要的，没有 Ca^{2+}，血液就不能凝固。生物体内的无机盐离子必须保持一定的比例，这对维持细胞的渗透压和酸碱平衡是非常重要的，是生物体进行正常生命活动的必要条件，例如，HCO_3^- 对于维持血浆的正常 pH 值具有重要的作用。含锌的酶最多，有 70 多种酶的活性与锌有关。钴是维生素 B_{12}的必要成分，参与核酸的合成过程。

(3) 维持生物体内的酸碱平衡。

(4) 维持细胞的渗透压。无机盐对于植物吸收养分有着尤其重要的作用。

知识链接

含有无机盐的食物

钙：奶类制品和绿叶类蔬菜。

镁：坚果、大豆、食用盐、牛奶、菠菜。

钾：豆类、所有五谷和香蕉。

氯：食用盐（氯的主要饮食来源）。

硫：肉类、蛋和豆类。

铁：红肉、叶菜类蔬菜（特别是菠菜）。

思考与练习

一、判断题

1. 无机盐即无机化合物中的盐类，是人体内无机物的总称，旧称矿物质。（　　）
2. 我国营养学会推荐 18 岁及以上成年人每天钠的适宜摄入量为 2. 2 g。（　　）
3. 缺钙会导致骨质软化症、骨质疏松症等，也会导致抽搐症状。（　　）

4. 缺镁会导致神经紧张、情绪不稳、肌肉震颤等。 (　　)

5. 磷是构成骨骼及牙齿的重要组成部分。严重缺磷会导致厌食、贫血等。 (　　)

6. 锌具有促进生长发育的作用。儿童缺锌会导致生长发育不良；孕妇缺锌会导致胎儿脑发育不良、智力低下，即使出生后补锌也无济于事。 (　　)

7. 铜对血红蛋白的形成起活化作用，并可促进铁的吸收和利用，在弹性蛋白的合成、结缔组织的代谢、嘌呤代谢、磷脂及神经组织形成等方面有着重要意义。 (　　)

二、填空题

1. 钙、磷、镁、钾、钠、硫、氯的含量占人体0.01%以上或膳食摄入量大于100 mg/d，被称为(　　　　)元素。

2. 铁、(　　　　)、铜、钴、钼、硒、碘、铬这8种元素为必需的微量元素。

3. (　　　　)是组成是食盐的主要成分。

4. (　　　　)是骨骼、牙齿的重要组成部分。

5. (　　　　)是维持骨细胞结构和功能所必需的元素。

6. (　　　　)是人体内含量最多的微量元素。

7. (　　　　)是甲状腺激素的组成部分。

三、简答题

1. 无机盐的特点是什么？

2. 无机盐的功能是什么？

3. 列举5种微量元素及其对人体的重要作用。

任务五　维生素

任务目标

- 了解维生素的概念。
- 掌握维生素的分类。
- 掌握维生素的生理功能。
- 了解各类维生素的来源。

任务案例

为什么说豆芽拯救了郑和远洋舰队?

在我国明代，郑和率领庞大的中国远洋船队，前后共 7 次下西洋，每次航行的时间为 2~3 年。郑和的航行之举远远超过将近一个世纪之后的葡萄牙、西班牙等国的航海家（如麦哲伦、哥伦布、达迦马等），堪称“大航海时代”的先驱。

在那个时代，远洋航行的船员经常患怪病，初起时牙龈肿痛出血、溃烂坏死，导致牙齿松动脱落，严重者会出现皮下瘀斑，内脏出血，贫血，逐渐消瘦，直至死亡。然而，郑和船队的船员却从来没有患过类似疾病。

后经研究发现，此怪病是由于航程中饮食单调，特别是缺乏新鲜蔬菜和水果，因缺少维生素所致。而郑和的船队不仅可以在船上养鸡鸭，还可以种菜，特别是种植了中国的特色蔬菜豆芽，所以避免了怪病的发生。

想一想：

（1）豆芽是否可以代替其他蔬菜水果？

（2）豆芽中的哪种营养素具有预防怪病的作用？

案例分析：本案例中的怪病又称坏血病，是由于严重缺乏存在于蔬菜、水果中的维生素 C 而导致的营养素缺乏症。现在已知的维生素有 20 多种，随着人们生活水平的提高，膳食中的糖类、蛋白质及脂类摄入量已足够，但挑食偏食可能会导致维生素、无机盐缺乏症的发生。

知识探究

一、维生素的概念

维生素是维持人体正常生命活动（包括生长、发育等生理功能）所必需的一类低分子有机化合物的总称。

这类物质既不是构成身体组织的原料，也不是能量的来源，而是一类调节物质，在物质代谢中起重要作用。这类物质由于不能在体内合成或合成量不足，所以虽然需要的量很少，但必须经常由食物供给。

二、维生素的特点

维生素在体内的含量虽然很少，但不可或缺。各种维生素的化学结构以及性质虽然不同，但是有以下共同点。

(1) 维生素均以维生素原的形式存在于食物中。

(2) 维生素不是构成机体组织和细胞的组成成分，它也不会产生能量，它的作用主要是参与机体代谢的调节。

(3) 大多数的维生素不能在体内合成或合成量不足，其量不能满足机体的需要，必须经常从食物中获得。

(4) 人体对维生素的需要量很小，日需要量常以毫克或微克计算，但一旦缺乏，就会引发相应的维生素缺乏症，对人体健康造成损害。

三、维生素的命名和分类

(一) 维生素的命名

维生素的命名有三个系统：一是按发现的先后顺序，以英文字母顺序命名；二是按其生理功能和治疗作用命名；三是按其化学结构命名。在使用上，这三类命名常常混合使用。

(二) 维生素的分类

根据其溶解性，维生素可以分为脂溶性维生素和水溶性维生素。顾名思义，脂溶性维生素，也就是指不溶于水而溶解于脂类及有机溶剂中的维生素，包括维生素 A、维生素 D、维生素 E、维生素 K。人体中油脂类物质的含量占到体重的 10%~20%，所以这些脂溶性维生素易储存在体内，不易被排出体外，但维生素 K 除外。若长期摄入过多的维生素，则会导致维生素在体内积聚而产生毒性作用；若摄入过少，也会出现某些缺乏症状。

水溶性维生素就是指可溶于水的维生素，包括维生素 C、维生素 B_1、维生素 B_2、维生素 B_6、维生素 B_{12}、泛酸、叶酸、烟酸、胆碱和生物素等。水溶性维生素在生物体内有少量储存，比较容易从尿液中排出。水溶性维生素一般无毒性，但如果摄入过量，可能会产生毒性作用。

四、脂溶性维生素

(一) 维生素 A

1. 了解维生素 A

维生素 A 是一种脂溶性维生素，对热、酸、碱稳定，易被氧化，紫外线可促进其氧化破坏。维生素 A 包括 A_1 及 A_2，维生素 A_1 即视黄醇，维生素 A_2 即 3-脱氢视黄醇，其生理活性为维生素 A_1 的 40%。

2. 维生素 A 的生理功能

(1) 维持视觉。维生素 A 可促进视觉细胞内感光色素的形成。全反式视黄醇可以被视黄醇异构酶催化为 11-顺-视黄醇，进而氧化成 11-顺-视黄醛，11-顺-视黄醛可以和视蛋白结合成为视紫红质。视紫红质遇光后，其中的 11-顺-视黄醛变为全反视黄醛，随着构象变化，视紫红质是一种 G 蛋白偶联受体，通过信号传导机制，引起对视神经的刺激作用，引发视觉。而遇光后的视紫红质不稳定，迅速分解为视蛋白和全反视黄醛，并在还原酶作用下，还原为全反式视黄醇，重新开始整个循环过程。维生素 A 可调节眼睛适应外界光线强弱的能力，以降低夜盲症和视力减退的发生，维持正常的视觉反应，有助于应对多种眼疾。维生素 A 对视力的作用是被最早发现的，也是被了解最多的功能。

(2) 促进生长发育。与视黄醇对基因的调控有关。视黄醇也具有相当于类固醇激素的作用，可促进糖蛋白的合成，还可促进生长、发育，强壮骨骼，维护头发、牙齿和牙床的健康。

(3) 维持上皮结构的完整与健全。视黄醇和视黄酸可以调控基因表达，减弱上皮细胞向鳞片状的分化，增加上皮生长因子受体的数量。因此，维生素 A 可以调节上皮组织细胞的生长，维持上皮组织的正常形态与功能。其还可以保持皮肤湿润，防止皮肤干燥及角质化，不易受细菌伤害，有助于对粉刺、脓包、疥疮及皮肤表面溃疡等症的治疗；有助于祛除老年斑；能保持组织或器官表层健康。

(4) 加强免疫能力。维生素 A 有助于维持免疫系统功能的正常运行，能加强对传染病，特别是呼吸道感染及寄生虫感染的身体抵抗力；有助于对肺气肿、甲状腺功能亢进症的治疗。

(5) 清除自由基。维生素 A 也有一定的抗氧化作用，可以中和有害的自由基。

3. 维生素 A 的需要量与来源

根据中国营养学会推荐的数据，我国成年人维生素 A 的推荐摄入量为男性每日 800 μg 视黄醇活性当量，女性每日 700 μg 视黄醇活性当量。富含维生素 A 的食物有畜禽的肝脏、蛋黄、奶粉等。红黄色及深绿色蔬菜、水果中富含胡萝卜素，胡萝卜素在小肠黏膜内可变为维生素 A。

(二) 维生素 D

1. 了解维生素 D

20 世纪 30 年代初，科学家研究发现，多晒太阳或食用紫外光照射过的橄榄油、亚麻籽油等可以抗软骨病，并将这种活性组分命名为维生素 D。

维生素 D 是一种脂溶性维生素，是一组具有抗佝偻病作用，且结构类似的固醇类衍生物总称。维生素 D 与动物骨骼的钙化有关，故又称为钙化醇，其中最主要的是维生素 D_3（胆骨化醇、胆钙化醇）、维生素 D_2（骨化醇）。维生素 D 是类固醇的衍生物，为白色结晶，溶于脂肪，性质较稳定，耐高温，抗氧化，不耐酸碱，脂肪酸败可使其破坏。

2. 维生素D的生理功能

（1）调节钙、磷代谢。维生素D的主要作用是调节钙、磷代谢，促进肠内钙、磷吸收和骨质钙化，维持血钙和血磷平衡。

（2）促进骨骼生长。维生素 D_3 可以通过增加小肠内钙、磷的代谢而促进骨骼的钙化。即使小肠吸收不增加，其仍可促进骨盐沉积，这可能是维生素 D_3 使 Ca^{2+} 通过成骨细胞膜进入骨组织的结果。

（3）调节细胞生长分化。1，25-二羟维生素 D_3 对一些肿瘤细胞有明显的抗增殖和诱导分化作用。如 1，25-二羟维生素 D_3 可使被种植于小鼠体内的肉瘤细胞体积缩小，使小鼠体内结肠癌和黑色素瘤的生长受到明显抑制。由此可见，维生素D对原发性乳腺癌、肺癌、结肠癌、骨髓肿瘤细胞等均有抑制作用。

（4）调节免疫功能。维生素D具有免疫调节作用，是一种良好的选择性免疫调节剂。当机体免疫功能处于抑制状态时，1，25-二羟维生素 D_3 主要是增强单核细胞、巨噬细胞的功能，从而增强免疫功能，当机体免疫功能异常增强时，它可以抑制激活的T和B淋巴细胞增殖，从而维持免疫平衡。

3. 维生素D的摄入量及来源

人可通过晒太阳、膳食摄入和食用维生素D补充剂等途径补充维生素D。富含维生素D的食物并不多，乳类、蛋黄、动物肝脏（如鱼肝油）和富含脂肪的海鱼（如三文鱼）等含少量维生素D，而植物性食物（如谷类、蔬菜和水果）几乎不含维生素D，所以，与其他营养素不同，维生素D在饮食中的含量很有限。根据中国营养学会推荐的数据，我国成年男女维生素D的推荐摄入量为 10 μg/d，65 岁及以上老年人维生素D的推荐摄入量为 15 μg/d。

（三）维生素E

1. 了解维生素E

维生素E是一种脂溶性维生素，为微带黏性的淡黄色油状物，其水解产物为生育酚，是最主要的抗氧化剂之一。其可溶于脂肪和乙醇等有机溶剂中，不溶于水，对热、酸稳定，对碱不稳定，对氧敏感，对热不敏感，但维生素E在油炸时活性明显降低。

2. 维生素E的功用

（1）延缓衰老，有效减少皱纹的产生，保持青春的容貌。

（2）减少细胞耗氧量，使人更有耐久力，有助减轻腿抽筋和手足僵硬的状况。

（3）抗氧化，保护机体细胞免受自由基的危害。

（4）预防癌症，有效抑制肿瘤生长；预防多种慢性疾病；预防炎症性皮肤病、脱发症；预防溶血性贫血，保护红细胞，使之不容易破裂；预防与治疗甲状腺疾病；改善血液循环，保护组织，降低胆固醇，预防高血压。

(5) 维生素 E 是一种很重要的血管扩张剂和抗凝血剂，其能够预防与治疗静脉曲张；防止血液凝固，减少斑纹组织产生。

(6) 强化肝细胞膜的防御能力，保护肺泡细胞，降低肺部及呼吸系统遭受感染的概率。

(7) 保护皮肤免受紫外线和气体污染的伤害，减少疤痕与色素沉积；加速伤口愈合。

(8) 促进性激素分泌，使男子精子活力增强、数量增加；使女子雌性激素水平增高，提高生育能力。

3. 维生素 E 的食物来源

富含维生素 E 的食物有压榨植物油、果蔬、坚果、瘦肉、乳类、蛋类、柑橘皮等。其中果蔬包括猕猴桃、菠菜、卷心菜、菜塞花、羽衣甘蓝、莴苣、甘薯、山药；坚果包括杏仁、榛子和胡桃；压榨植物油包括向日葵籽油、芝麻油、玉米油、橄榄油、花生油、山茶油等。此外，红花、大豆、棉籽、小麦胚芽、鱼肝油都有一定含量的维生素 E，含量最为丰富的是小麦胚芽。

4. 维生素 E 的摄入量

中国居民维生素 E 的摄入情况（表 1-5-1）比西方有所不同。膳食结构中主要以植物性食物为主，维生素 E 的摄入量普遍较高。

表 1-5-1 中国居民膳食维生素 E 适宜摄入量

年龄或生理状态	体重/kg		适宜摄入量/($mg \cdot d^{-1}$)	年龄或生理状况	体重/kg		适宜摄入量/($mg \cdot d^{-1}$)
	男	女			男	女	
0—0.5 岁	6	6	3	14—18 岁	56.5	50	14
0.5—1 岁	9	9	3	18—50 岁	63	56	14
1—4 岁	13.5	12.5	4	50 岁以上			14
4—7 岁	19	18.5	5	怀孕			14
7—11 岁	28.5	25.5	7	哺乳			14
11—14 岁	42	41	10				

5. 维生素 D 的服用禁忌

维生素 E 与下列五种药物同时使用时，一定要在医生指导下进行，切勿自行服用。

(1) 阿司匹林。维生素 E 与阿司匹林都能降低血液黏稠度，所以当维生素 E 与阿司匹林同时服用时，医生应根据具体情况调整病人的服用剂量。

(2) 维生素 K。维生素 E 对维生素 K 有拮抗作用，并且能够抑制血小板凝聚，降低血液凝固性。因此，在做外科手术之前或是在服用抗凝血药物时，不要同时服用维生素 E。

(3) 洋地黄。维生素 E 可增强洋地黄的强心作用，使用此类药物的病人应慎用维生素 E，以免发生洋地黄中毒。

(4) 新霉素。影响吸收的药物（如新霉素）会影响人体对维生素 E 的吸收，因此同时服用可能会降低两者的药物作用。

(5) 雌激素。长期大剂量（每天用量超过 400 mg）服用维生素 E，特别是与雌激素合用，会诱发血栓性静脉炎，应慎用。

另外，如果维生素 E 跟丙酮苄羟香豆素（一种凝血剂）同时服用，会增加反常流血的可能；一种名为胆汁酸螯合剂的降低胆固醇药物（如降胆宁和消胆胺）会减少人体对维生素 E 的吸收量；维生素 E 会和环孢霉素（一种治疗癌症的药物）相互作用，从而降低两者的药效。

脂溶性维生素见表 1-5-2。

表 1-5-2 脂溶性维生素

名称	生理功能	缺乏症	摄入过量	摄入量	来源
维生素 A	促进生长、繁殖，维持骨骼、上皮组织、视力和黏膜上皮细胞正常分泌	人体生长迟缓，暗适应能力减退而导致夜盲症	有致畸作用，增加骨矿物质丢失和骨质疏松症的风险，容易造成肝脏损伤，增加患心血管疾病风险	推荐摄入量：成年男性 800 μg/d，成年女性700 μg/d	动物肝脏、奶油、蛋类
维生素 D	调节钙、磷代谢，促进骨骼生长，调节细胞生长分化，调节免疫功能	成年人易患骨软化病，小儿易患佝偻病、牙齿发育不好	严重中毒时，则会损伤肾脏，使软组织（如心血管、支气管、胃、肾小管等）钙化	推荐摄入量：成年人10 μg/d	乳类、蛋黄、动物肝脏（如鱼肝油）和富含脂肪的海鱼
维生素 E	延缓衰老，抗氧化，促进性激素分泌	免疫力下降，代谢失常，促使机体衰老或发生溶血症	机体免疫功能下降，血小板聚集而引起血栓性静脉炎与肺栓塞	适宜摄入量：成年人 14 mg/d	小麦胚芽、压榨植物油、果蔬、坚果、瘦肉、乳类、蛋类、柑橘皮等

五、水溶性维生素

（一）维生素 B_1

B 族维生素最常见的成员有 B_1、B_2、B_3（烟酸）、B_5（泛酸）、B_6、B_9（叶酸）、B_{12}（钴胺素）。

1. 了解维生素 B_1

维生素 B_1 又称硫胺素或抗神经炎素，是第一个被发现的维生素，由微生物和植物合成，动物和人类只能从食物中获取。其在酸性溶液中较稳定，经高温炸制、烘烤或熏制的食品中的维生素 B_1 会损失很多。

2. 维生素 B_1 的生理功能

（1）硫胺素在维持脑内氧化代谢平衡方面（如脂质过氧化产物水平和谷胱甘肽还原酶活性方面）发挥了重要作用。另外，以焦磷酸硫胺素作为辅酶的酶还参与了氨基酸合成以及其他细胞代谢过程中有机化合物的合成过程。

（2）研究结果表明，维生素 B_1 的衍生物能够参与基因表达调控、细胞应激反应、信号传导途径以及神经系统信号传导等重要的生理过程，而维生素 B_1 衍生物的这些作用则不依赖于其辅酶的作用。

（3）维生素 B_1 是葡萄糖代谢的关键酶的辅助因子，在维持脑内氧化代谢平衡方面，具有重要作用。

（4）维生素 B_1 是维持神经、心脏及消化系统等机能正常运行的重要生物活性物质。

3. 维生素 B_1 的摄入量和食物来源

中国营养学会推荐的维生素 B_1 的膳食摄入量为成年男性 1.4 mg/d，成年女性1.2 mg/d。

维生素 B_1 的食物来源主要有三个方面：一是粮谷类、豆类、坚果和干酵母中含有丰富的维生素 B_1；二是动物的内脏（如肝、肾）、瘦肉和蛋黄中也含有维生素 B_1；三是有些蔬菜，如芹菜、胡萝卜等，均有不同含量的维生素 B_1。维生素 B_1 的食物来源见图 1-5-1。

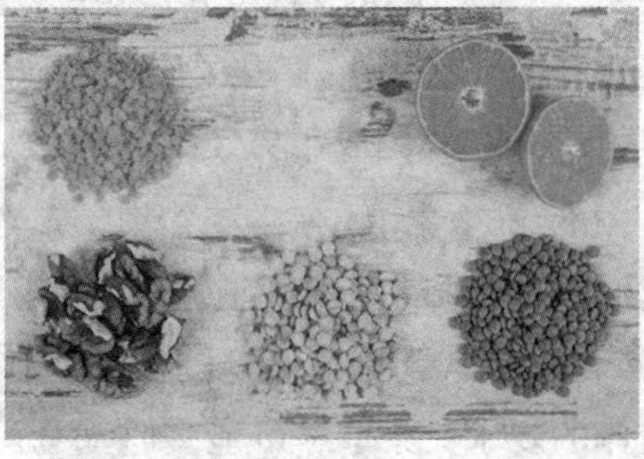

图 1-5-1　维生素 B_1 的食物来源

4. 维生素 B_1 缺乏的表现

维生素 B_1 缺乏时，会产生糖代谢障碍，糖氧化受阻时，从糖酵途径形成的丙酮酸转变为乳酸，造成乳酸堆积，影响机体的能量供应，临床上会出现消化、循环系统紊乱症状等。缺乏维生素 B_1 时，消化系统的症状表现为消化能力差、便秘、肠蠕动减慢、腹胀；心血管系统的症状表现为心跳过速、水肿、心脏肥大和扩张；神经系统的症状表现为疲乏、记忆力减退、失眠，重者可出现中枢和周围发炎症状或者精神错乱。有些患者还会出现对称性的脚趾感异常、足部灼痛、腓肠肌痉挛、脚痛等症状。哺乳期缺乏维生素 B_1 会使糖类物质代谢障碍，乳酸及其他代谢产物堆积，导致有害的物质在母乳中出现堆积，容易使婴儿产生中毒反应。

（二）维生素 B_2

1. 了解维生素 B_2

维生素 B_2 又名核黄素，1879 年英国化学家布鲁斯首先从乳清中发现了它，1933 年美国化学家哥尔倍格从牛奶中提取了它，1935 年德国化学家柯恩合成了它。维生素 B_2 是橙黄色针状晶体，味微苦，水溶液中存在一种黄绿色荧光色素，在碱性或光照条件下，极易分解。

2. 维生素 B_2 的生理功能

（1）参与体内生物氧化与能量代谢，与糖类、蛋白质、核酸和脂肪的代谢有关，可提高机体对蛋白质的利用率，促进生长发育，维持皮肤和细胞膜的完整性，具有保护皮肤毛囊黏膜及皮脂腺的功能。

（2）参与细胞的生长代谢，是机体组织代谢和修复的必需营养素，如强化肝功能、调节肾上腺素分泌。

（3）参与维生素 B_6 和烟酸的代谢，是 B 族维生素协调作用的一个典范。黄素腺嘌呤二核苷酸（FAD）和黄素单核苷酸（FMN）作为辅基参与色氨酸转化为烟酸、维生素 B_6 转化为磷酸吡哆醛的过程。

（4）与机体对铁的吸收、储存和动员有关。

（5）具有抗氧化活性，可能与谷胱甘肽还原酶有关。

3. 维生素 B_2 的摄入量与食物来源

根据中国营养学会推荐的数据，我国成年男性维生素 B_2 的推荐摄入量为 1. 4 mg/d，成年女性的摄入量为 1. 2 mg/d。维生素 B_2 存在于谷物、蔬菜、牛乳和鱼等食物中（图 1-5-2）。通常，动物性食物（如各种动物的肝脏、肾脏、心脏、蛋黄、鳝鱼及奶类等）中的含量较高。许多绿叶蔬菜和豆类中的含量也较多，而谷类和一般蔬菜中的含量较少。因此，为了充分满足机体的要求，除了尽可能多吃动物肝脏、蛋、奶等动物性食物外，还应该多吃新鲜绿叶蔬菜、各种豆类和粗米粗面，并采用各种措施，尽量减少维生

素 B_2 在食物烹调、储藏过程中的损失。

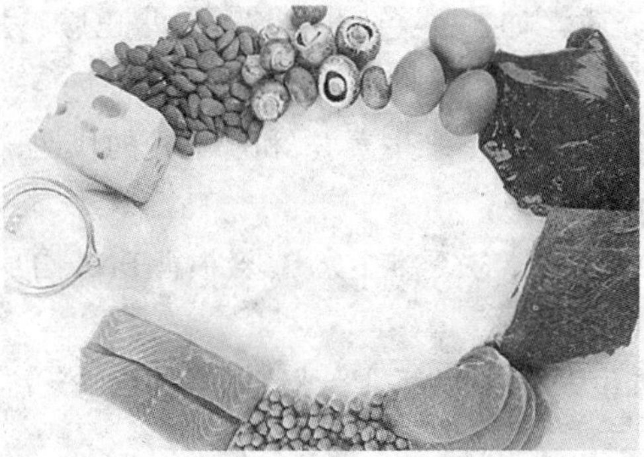

图 1-5-2 维生素 B_2 的食物来源

4. 缺乏维生素 B_2 的症状与服用禁忌

维生素 B_2 缺乏会导致口腔、唇、皮肤、生殖器炎症和机能障碍，也可称为核黄素缺乏症，如脂溢性皮炎（眼、鼻及附近有皮脂溢出且有皮屑及硬痂）；嘴唇发红，出现口腔炎、口唇炎、口角炎、舌炎、口腔溃疡等症状；眼睛充血，易流泪，易有倦怠感；头晕；阴道瘙痒等。

食物的加工和烹调方式对维生素 B_2 的吸收有较大影响。维生素 B_2 的最强破坏因素是光，特别是紫外线，如果用玻璃瓶装牛奶，牛奶中的维生素 B_2 会在一天内被破坏到几乎为零。破坏维生素 B_2 的另一个因素是碱性物质，有人为使蔬菜保持好看的绿色，在烹调蔬菜时加碱，这种方法会彻底破坏蔬菜中全部的维生素 B_2。另外，需要避免的是水，维生素 B_2 会随水流失，如捞饭中维生素 B_2 仅能保留 50%。

服用避孕药和妊娠、哺乳期的妇女；不常吃瘦肉和奶制品的人；因患溃疡或糖尿病而长期进行饮食控制的人；容易被蚊子叮咬的人和精神紧张的人需要补充更多的维生素 B_2。

（三）维生素 B_6

1. 了解维生素 B_6

维生素 B_6 又称吡哆素，包括吡哆醇、吡哆醛及吡哆胺，在生物体内以磷酸酯的形式存在，是一种水溶性维生素，遇光或碱易被破坏，不耐高温，于 1936 年被定名为维生素 B_6。维生素 B_6 为无色晶体，易溶于水及乙醇，在酸液中稳定，在碱液中易被破坏，吡哆醇耐热，吡哆醛和吡哆胺不耐高温。

维生素 B_6 有抑制呕吐、促进发育等功能。当人体缺少维生素 B_6 时，会出现呕吐、抽筋等症状。

2. 维生素 B_6 的生理功能

（1）参与蛋白质合成与分解代谢，参与所有氨基酸代谢，如与血红素的代谢有关、与色氨酸合成烟酸有关。

（2）参与糖异生及不饱和脂肪酸的代谢，与糖原、神经鞘磷脂和类固醇的代谢有关。

（3）参与某些神经介质（如5-羟色胺、牛磺酸、多巴胺、去甲肾上腺素和γ-氨基丁酸）合成。

（4）维生素 B_6 参与一碳单位、维生素 B_{12} 和叶酸盐的代谢，若它们代谢障碍，则会造成巨幼红细胞贫血。

（5）参与核酸和DNA合成，缺乏维生素 B_6 会损害DNA合成，这个过程对维持适宜的免疫功能来说是非常重要的。

（6）维生素 B_6 与维生素 B_2 的关系十分密切，若体内缺乏维生素 B_6，则常伴有维生素 B_2 缺乏的症状。

（7）参与同型半胱氨酸向蛋氨酸的转化，具有减轻慢性病症状的作用，轻度高同型半胱氨酸血症被认为是心脑血管疾病的一个独立的危险因素，维生素 B_6 的干预可降低血浆内同型半胱氨酸的含量。

3. 维生素 B_6 的摄入量与食物来源

一般而言，人与动物肠道中的微生物（细菌）可合成维生素 B_6，但其量甚微，大多数还要从食物中补充。其需要量其实与蛋白质摄入量的多少有很大关系，如若吃鱼肉，应大量补充维生素 B_6，以免造成维生素 B_6 缺乏而导致发生慢性病。根据中国营养学会推荐的数据，我国成年人维生素 B_6 的推荐摄入量为1.4 mg/d，50岁及以上老年人的推荐摄入量为1.6 mg/d，孕妇的推荐摄入量为2.2 mg/d。

维生素 B_6 的食物来源很广泛，通常肉类、全谷类产品（特别是小麦）、蔬菜和坚果类中含量较高（图1-5-3）。动物性来源的食物中维生素 B_6 的生物利用率优于植物性来源的食物。维生素 B_6 在动物性及植物性食物中含量均微，在酵母粉中含量最多，米糠或白米含量也不少，其次是来自肉类、家禽、鱼、马铃薯、甘薯、蔬菜。

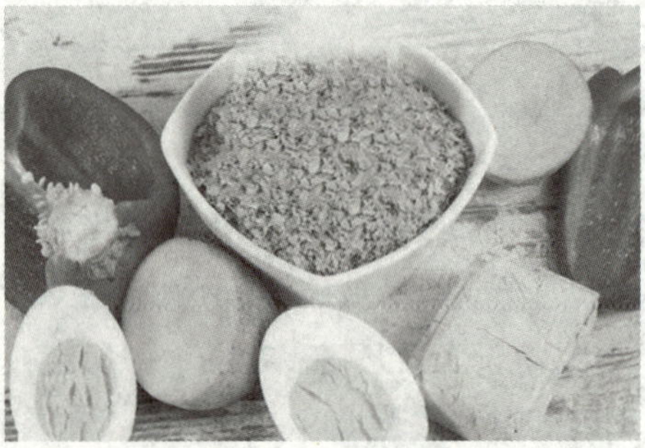

图1-5-3　维生素 B_6 的食物来源

（四）维生素 B_{12}

1. 了解维生素 B_{12}

维生素 B_{12} 即抗恶性贫血维生素，又称钴胺素，其含有金属元素钴，是维生素中唯一含有金属元素的。自然界中的维生素 B_{12} 都是由微生物合成的，高等动植物不能由自身制造维生素 B_{12}。维生素 B_{12} 是唯一一种需要一种肠道分泌物（内源因子）帮助才能被吸收的维生素。有的人由于肠胃环境异常而缺乏这种内源因子，即使膳食中来源充足，也会患恶性贫血。植物性食物中基本上不含维生素 B_{12}。维生素 B_{12} 在肠道内停留时间长，大约需要 3 h（大多数水溶性维生素只需要几秒）才能被吸收。

2. 维生素 B_{12} 的生理功能

（1）促进甲基转移。

（2）促进红细胞的发育和成熟，使机体造血机能处于正常状态，预防恶性贫血；维护神经系统健康。

（3）以辅酶的形式存在，可以增加叶酸的利用率，促进糖类、脂肪和蛋白质的代谢。

（4）具有活化氨基酸的作用，可促进核酸的生物合成和蛋白质的合成，它对婴幼儿的生长发育有重要作用。

（5）代谢脂肪酸，使脂肪、糖类、蛋白质能够被身体适当运用。

（6）消除烦躁不安等情绪，使人集中注意力，增强记忆及平衡感。

（7）是神经系统为保证功能健全而不可缺少的维生素，参与神经组织中一种脂蛋白的形成。

3. 维生素 B_{12} 的摄入量及食物来源

人体对 B_{12} 的需要量极少，正常成年人每天约需 12 μg（1/1000 mg）。自然界中维生素 B_{12} 主要是通过草食动物的瘤胃和结肠中的细菌合成的，因此维生素 B_{12} 的膳食来源主要为动物性食物，其中动物内脏、肉类、蛋类的维生素 B_{12} 含量较高（图 1-5-4）。豆制品经发酵会产生一部分维生素 B_{12}，人体肠道细菌也可以合成一部分，缺乏维生素 B_{12} 时，会发生恶性贫血。

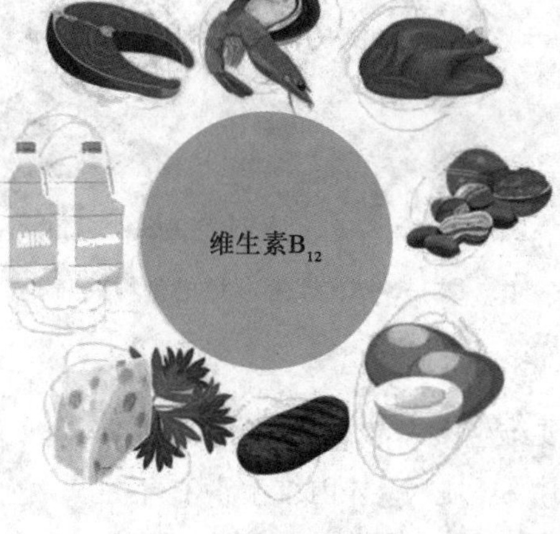

图 1-5-4　维生素 B_{12} 的食物来源

（五）维生素C

1. 了解维生素C

维生素C又称L-抗坏血酸，是一种水溶性维生素，能够治疗坏血病，并且具有酸性，所以称作抗坏血酸，其在柠檬汁、绿色植物及番茄中的含量很高。抗坏血酸是单斜片晶或针晶，容易被氧化而生成脱氢坏血酸，脱氢坏血酸仍具有维生素C的作用。

2. 维生素C的生理功能

（1）促进骨胶原的生物合成，利于组织创伤性伤口的快速愈合。

（2）促进氨基酸中酪氨酸和色氨酸的代谢，延长机体寿命。

（3）改善铁、钙和叶酸的利用率；改善脂肪和类脂，特别是胆固醇的代谢，预防心血管疾病。

（4）促进牙齿和骨骼的生长，防止牙龈出血、关节痛、腰腿痛等症状。

（5）增强机体对外界环境的抗应激能力和免疫力。

（6）是水溶性强抗氧化剂，主要作用在体内水溶液中。

（7）坚固结缔组织；促进胶原蛋白的合成，防止牙龈出血。

3. 维生素C的摄入量及食物来源

中国营养学会推荐的维生素C膳食参考摄入量，成年人为100 mg/d，最多摄入量为1000 mg/d，即可耐受最高摄入量为1000 mg/d。

维生素C广泛存在于新鲜蔬菜、水果中。番茄、菜花、柿子椒、深色叶菜、苦瓜、柑橘、柚子、苹果、葡萄、猕猴桃、鲜枣等均富含维生素C（图1-5-5）。

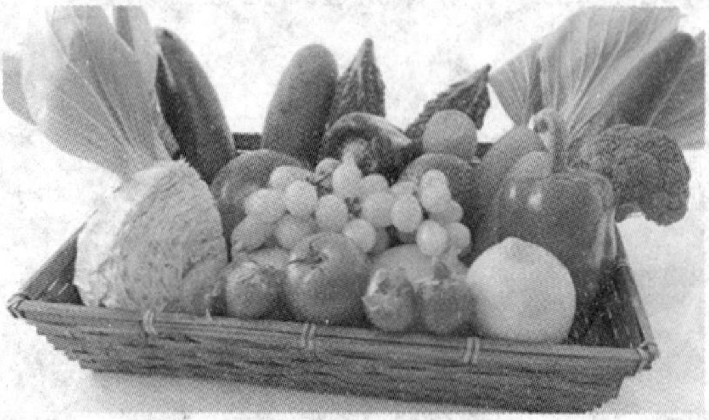

图1-5-5　维生素C的食物来源

4. 维生素缺乏与过量

胶原蛋白的合成需要维生素C参与，如果缺乏维生素C，胶原蛋白就不能正常合成，导致细胞连接障碍，易引发坏血病。体内维生素C不足，微血管容易破裂，血液将会流到邻近组织。若这种情况在皮肤表面发生，则会产生淤血、紫癍；若在体内发生，则会引起疼痛和关节胀痛；严重时，在胃、肠道、鼻、肾脏及骨膜下面均会有出血现象，乃至死亡。缺乏维生素C还会引起牙龈萎缩、出血，诱发动脉硬化、贫血等症。缺乏维生素

C 还会使人体的免疫力和机体的应急能力下降。

若短期服用维生素 C 补充品过量，则会产生多尿、腹泻、皮疹等副作用；长期服用维生素 C 补充品过量，可能导致草酸及尿酸结石；小儿生长时期过量补充维生素 C，容易产生骨骼疾病；如果一次性摄入维生素 C 达 2500~5000 mg 甚至更高时，可能会导致红细胞大量破裂，出现溶血等危重现象。

知识链接

“伪”维生素

维生素 F——最初用于表示人体必需而又不能自身合成的脂肪酸，是构成脂肪的主要成分。

维生素 K——氯胺酮作为镇静剂，在毒品等药物的成分中，被标为维生素 K，但是它并不是真正的维生素 K，它被俗称为“K 它命”。

维生素 Q——有些专家认为泛醌（辅酶 Q）应该被看作一种维生素，其实，它可以通过人体自身少量合成。

维生素 S——有些人建议将水杨酸（邻羟基苯甲酸）命名为维生素 S（S 是水杨酸 Salicylic acid 的首字母）。

维生素 T——在一些自然医学的资料中被用来指代从芝麻中提取的物质，它没有单一而固定的成分，因此不可能成为维生素。

维生素 U——某些制药企业使用维生素 U 来指代氯化甲硫氨基酸，这是一种抗溃疡剂，它并不是人体必需的营养素。

思考与练习

一、判断题

1. 维生素 C 又称 L-抗坏血酸，是一种水溶性维生素，能够治疗坏血病，并且具有酸性，所以称作抗坏血酸。 （　）

2. 维生素 B_{12}，即抗恶性贫血维生素，又称钴胺素，含有金属元素钴，是维生素中唯一含有金属元素的。 （　）

3. 维生素 B_2 缺乏会导致口腔、唇、皮肤、生殖器的炎症和机能障碍，称为核黄素缺乏症。 （　）

4. 中国营养学会推荐的维生素 B_1 的膳食摄入量为成年男子 1.4 mg/d，成年女子 1.2 mg/d。 （　）

5. 维生素 E 是一种脂溶性维生素，为微带黏性的淡黄色油状物，其水解产物为生育酚，是最主要的抗氧化剂之一。 （　）

二、填空题

1. 维生素（　　　　）摄入量不足会产生夜盲症、角膜干燥症、皮肤干燥、脱屑的病症。

2. 维生素(　　　　)缺乏会产生神经炎、脚气、食欲不振、消化不良、生长迟缓的症状。

3. 维生素（　　　　）缺乏会产生口腔溃疡、皮炎、口角炎、舌炎、唇裂症、角膜炎等症状。

4. 维生素(　　　　)缺乏会患巨幼红细胞性贫血病。

5. 维生素(　　　　)缺乏容易患坏血病，抵抗力下降。

6. 维生素(　　　　)缺乏时会出现儿童的佝偻病，成年人的骨质疏松症。

7. 维生素(　　　　)缺乏时会有不育、流产、肌肉性萎缩等症状。

三、简答题

1. 维生素可以分成哪几类？每类的代表是什么？

2. 维生素 C 的生理功能是什么？

3. 维生素 E 的生理功能是什么？

任务六　水

任务目标

- 了解水的概念。
- 掌握水的生理功能。
- 了解人体的水平衡。
- 了解机体水代谢不平衡的不良后果。

任务案例

矿物质水就是矿泉水吗？

2011 年 8 月初，康师傅矿物质水在电视广告中声称其产品选取优质水源制造。然而，经网友调查发现，康师傅瓶装矿物质水在杭州的生产水源实际上就是市民日常生活所使用的自来水，并直指康师傅涉嫌虚假宣传。对此，杭州市工商局明确要求康师傅品牌纠正这一容易造成消费者认识偏差的广告语，康师傅有关负责人通过媒体向消费者表示抱歉，并决定即刻修改广告与相关标签内容，以消除误解。

在康师傅这一品牌深陷“水源门”的同时，瓶装饮用水生产行业的一个内幕也被牵扯出来，用自来水生产矿物质水或纯净水是该行业的普遍现象。

想一想：

(1) 你平时喝过哪些不同的水？你认为哪种水的营养价值更高？为什么呢？

(2) 你认为水作为营养素是否比其他营养素更加重要呢？

案例分析： 水是生命的源泉，没有水也就没有生命。水是人体正常代谢所必需的物质，正常情况下身体每天要通过皮肤、内脏及肾脏排出 1.5 L 左右的水，以保证毒素从体内排出。儿童体内的成分有 80% 是水，老年人体内的成分则有 50%～60% 是水，正常中年人体内的成分则有 70% 是水。这些数据足以证明水比食物中其他营养素更加重要。

知识探究

一、水的概念

水，分子式为 H_2O，是由氢、氧两种元素组成的无机物，无毒，可饮用。水在常温常压下为无色无味的透明液体，被称为“人类生命的源泉”，是地球上最常见的物质之一，是所有生物赖以生存的重要资源，也是生物体最重要的组成部分。

纯水的导电性十分微弱，属于极弱的电解质。日常生活中的水由于溶解了其他电解质而有较多的阴、阳离子，才有较为明显的导电性。

二、水的生理功能

水在机体内有许多重要功能。

(1) 主要介质：水具有很强的溶解性，各种物质在适当的条件下均可溶于水，这使水成为体内各种生化反应的重要媒介和场所。

(2) 润滑功能：水的黏度小，在各器官、组织（如关节、肌肉、体腔）的活动中，使摩擦面润滑而减少摩擦阻力。

(3) 运输功能：水在体内起运输作用，可以传递营养物质、代谢废物和内分泌物质（如激素）等。

(4) 调节温度：水有较高的导热性和比热容，可作为“载热体”在体内和皮肤表面间传递热量，有助于人体调节体温。

（5）人体构造的主要成分：水是细胞原生质的重要组成成分，是构成体液所必需的物质。

三、人体的水平衡

人体通过水的摄入和排泄来维持体内水的平衡。水的平衡对人体维持内环境的稳定具有非常重要的作用。

1. 水的摄入量与来源

根据《中国居民平衡膳食宝塔》（2016 版）中数据，建议成年人每天饮用 7~8 杯（1500~1700 mL）水，提倡饮用白开水或茶水，不喝或少喝含糖饮料。

人体中水的来源有三方面：饮用水和其他饮料、固体食物中的水、人体代谢产生的代谢水。代谢水又称内生水，是指营养素在人体内氧化代谢过程中产生的水。人体每日通过代谢可产生大约 300 g 的水。

2. 水的排泄

水的排泄主要通过尿液、皮肤、肺、粪便等途径。一般情况下，只依靠食物中的水和内生水难以弥补从尿液、皮肤、肺、粪便等排出的水量，所以每日必须饮用足够量的水。

四、机体水代谢不平衡的不良后果

水代谢不平衡主要表现在两方面：缺水和水摄入过多。

（1）缺水对机体的影响。机体缺水常见的症状是口渴，并伴有乏力、情绪激动、兴奋的症状；严重时，可产生肌肉抽搐、四肢麻木、血压降低、脉搏细弱、肢体冰凉等；更严重时，甚至会由于机体电解质代谢紊乱而抽搐、死亡。

（2）水摄入过多对机体的影响。水过多是由于各种原因引起的水分在体内停留超出了人体的需要时产生的一类症状，饮水过多也会造成“水中毒”。短时间的大量饮水会造成血液内盐分浓度改变，体内液体流动出现变化，严重者会导致大脑肿胀，从而压迫颅骨，造成死亡。

知识链接

水的起源

关于地球上水的来源有许多各不相同的认识，但真相究竟如何，还有待科学家收集更多的客观证据来揭开这个谜。众所周知，地球表面 72%的面积被水覆盖。然而，地球上水的来源却始终是未解之谜。对于地球上水的来源，目前比较有代表性的是“外源说”和“内源说”两种说法。

内源说认为，在地球开始形成的最初阶段，其内部曾包含非常丰富的氢元素，它们后来与地幔中的氧发生了反应，并最终形成了水，并认为地球上的水来自地球本身。地球是由原始的太阳星云气体和尘埃经过分馏、坍缩、凝聚而形成的。凝聚后的这些星体继续聚集，形成行星的胚胎，然后进一步增大生长而形成原始地球。地球起源时，形成地球的物质里面就含有水。

在地球形成时，温度很高，水或在高压下存在于地壳、地幔中，或以气态存在于地球大气中。后来，随着温度降低，地球大气中的水冷凝后，落到地面。岩浆中的水也随着火山爆发和地质活动不断释放到大气、降落到地表，汇集到地表低洼处的水就形成了河流、湖泊、海洋。地球内部蕴含的水量是巨大的。地下深处的岩浆中含有丰富的水。有人根据地球深处岩浆的数量推测，在地球存在的 45 亿年内，深部岩浆释放的水量可达现代全球大洋水的一半。

思考与练习

一、判断题

1. 水，分子式为 H_2O，是由氯、氧两种元素组成的无机物。（ ）
2. 儿童每天要喝 1500~2000 mL 水。（ ）
3. 饮水过多会造成“水中毒”。（ ）
4. 水是人体正常代谢所必需的物质，正常情况下人体每天要通过皮肤、内脏、肺以及肾脏排出 1.5 L 左右的水，以保证毒素从体内排出。（ ）
5. 水的排泄主要通过尿液、皮肤、肺、粪便等途径。（ ）

二、填空题

1. 人体水的来源有三方面：（　　　　）和其他饮料、固体食物中的水、人体代谢产生的代谢水。
2. 代谢水又称（　　　　），是指营养素在人体内氧化代谢过程中产生的水。

三、简答题

1. 水的生理功能是什么？
2. 机体水的不平衡会引起什么不良后果？

任务七　食物的消化与吸收

任务目标

- 了解消化与吸收的概念。
- 掌握消化系统的概念及其功能。
- 掌握各类营养素的消化过程。

任务案例

你是否具有以下症状?

特别喜欢吃高糖食物；免疫力低下；食物不耐受；肠易激综合征；焦虑或抑郁；口臭或腹胀。

想一想：

(1) 你是否具有这些症状？

(2) 你认为出现这些症状的原因是什么？

案例分析：肠道菌群失衡是产生以上症状的原因。多项研究结果表明，肠道菌群不平衡患者体内双歧杆菌和乳杆菌的数量低，常常会出现便秘、腹泻或肠胀气等症状。

肠道中的菌群会影响到大脑功能和心理健康。当肠道中有益菌群数目降低时，大量的腐败菌会在上消化道中繁殖，从而导致挑食厌食、没有任何食欲或口臭等。有益菌在肠道中会产生低分子酸和抗菌活性肽等，这样能减少肠道中胺和氨等有害物质，能抑制腐败菌生长繁殖，吸收体内毒素。

知识探究

一、食物的消化

(一) 了解消化

消化是机体通过消化道的运动和消化腺分泌物的酶解作用，使大块的、分子结构复杂的食物分解为能被吸收的、分子结构简单的小分子化学物质的过程。其中，通过机械作用，把食物由大块变成小块，称为机械性消化；通过消化酶作用，把大分子变成小分子，称为化学性消化。

消化有利于营养物质通过消化道黏膜上皮细胞进入血液和淋巴而被吸收，从而为机体的生命活动提供能量。消化过程包括机械性消化和化学性消化，前者指通过消化道管壁肌肉的收缩和舒张（如口腔的咀嚼，胃、肠的蠕动等）把大块食物磨碎；后者指各种消化酶将分子结构复杂的食物水解为分子结构简单的营养素，如将蛋白质水解为氨基酸，脂肪水解为脂肪酸和甘油，多糖水解为葡萄糖等。

消化形式可分为细胞内消化和细胞外消化。单细胞动物（如草履虫）摄入的食物在细胞内被各种水解酶分解，称为细胞内消化。多细胞动物的食物由消化道的口端摄入，在消化道中消化，称为细胞外消化。细胞外消化可以消化大量的和化学组成较复杂的食物，因而具有更高的效率。但高等动物（如人）的体内仍部分保留着细胞内消化，如白细胞吞噬体内异物，并在细胞内把异物溶解等。

(二) 消化系统

机体消化食物和吸收营养素的结构总称为消化系统。

消化系统分为消化道和消化腺两大部分。消化道包括口腔、咽、食道、胃、小肠、大肠和肛门等；消化腺则有唾液腺、胃腺、小肠腺、胰腺和肝脏等。食物是在消化腺所分泌的消化液作用下消化的。消化系统的主要功能是消化食物、吸收营养素和排出食物残渣。此外，消化黏膜上皮制造和释放多种内分泌激素和肽类，与神经系统共同调节消化系统的活动和体内的代谢过程。图1-7-1为消化系统及其功能。

二、食物的吸收

人体消化道的不同部位对消化后的各种营养物质有不同程度的吸收功能，如口腔和食道基本上不吸收物质，但口腔黏膜可吸收少量的药物；胃只能吸收少量的水分和酒精；大肠只能吸收少量的水分、无机盐和一部分维生素。消化后的绝大部分营养物质主要是由小肠吸收的，所以小肠是消化食物及吸收营养物质的主要场所。

小肠的结构具有与吸收作用相适应的条件。人的小肠很长（5~6 m），是消化道中最长的一段，小肠黏膜表现有很多环形的皱襞，皱襞表面有许多细小的指状突起，被称作绒毛。这种结构增大了吸收面，使食物在小肠内停留时间很长，这样有足够的时间吸收物质。

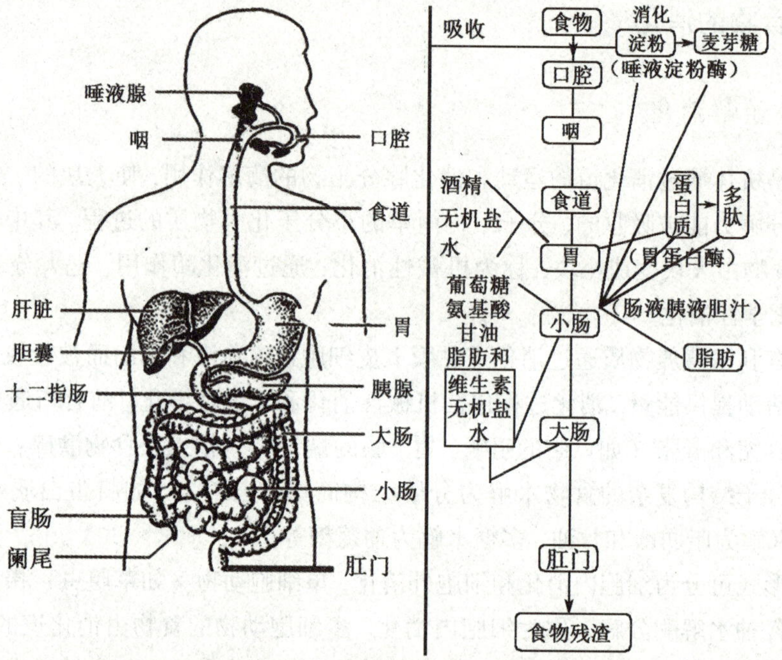

图 1-7-1　消化系统及其功能

吸收作用是一个复杂的生理过程，它包括物理过程和化学过程两个方面：物理过程有过滤、扩散、渗透等作用；化学过程主要是由小肠壁上皮细胞的主动运输而产生作用的。

（一）糖类的吸收

糖类是以单糖形式在小肠内被吸收而进入血液，经门静脉运送入肝脏，储存于肝内或经血液循环运送到全身，供各组织利用。一般是葡萄糖和半乳糖被吸收得最快，果糖被吸收得最慢。

（二）蛋白质的吸收

绝大部分的蛋白质被消化成氨基酸后，才可以被小肠吸收，其吸收途径与葡萄糖相似。但有些未经消化的蛋白质或蛋白质的不完全分解产物也可能极少量地被小肠吸收，因此有些人对食物有过敏反应可能是由于某些蛋白质被直接吸收而引起的。

（三）脂肪的吸收

脂肪微粒及脂肪分解的产物是甘油和脂肪酸，它们被小肠吸收后，一小部分进入毛细血管，由静脉进入肝脏；大部分则进入毛细淋巴管，再由淋巴管运送而进入血液循环，分布于脂肪组织中，脂溶性维生素也随脂肪一起被吸收。

成年人每天可分泌 7 L 的消化液，这些消化液中的水分、无机盐和某些有机成分也可由小肠重新吸收而进入血液。当人体发生急性呕吐或腹泻时，除了会影响对物质的正常消化和吸收外，也会由于消化液的大量丢失，使体内水盐代谢和酸碱平衡严重紊乱，有时会出现危及生命的严重后果。

食物中的营养物质被消化吸收进入血液后，随血液首先到达肝脏，这些营养物质中，有一部分暂时储存于肝脏内，有的转变成其他物质，还有一部分营养物质由肝脏随血液流进心脏，再经血液循环运送到身体各组织器官被利用。在吸收过程中，有时也会从消化道中吸收进来一些对身体有害的物质，这些有害的物质通过肝脏的生物转化作用，最终变为无害物质，随尿、粪排出体外。

三、膳食热量

食物经过机体的消化与吸收后，转化成热量。热量单位是用于表示热量的计量单位，其国际单位制导出单位及中国法定计量单位为焦耳。

知识链接

热量较高的食物

热量较高的食物有奶油、芝麻酱、巧克力、杏仁、薯片、烤肠、牛轧糖、泡面、月饼、奶油蛋糕、薯条和奶酪等。这些都是高热量的食品，吃多了会给身体造成一定的负担，尤其是减脂的人，不建议食用。

思考与练习

一、判断题

1. 小肠是消化食物及吸收营养物质的主要场所。（　　）
2. 消化过程包括机械性消化和化学性消化。（　　）
3. 通过消化酶的作用，把大分子变成小分子，称为化学性消化。（　　）
4. 消化形式可分为细胞内消化和细胞外消化。（　　）
5. 机体消化食物和吸收营养素的结构总称消化系统。（　　）

二、填空题

1. （　　　　）是机体通过消化道的运动和消化腺分泌物的酶解作用，使大块的、分子结构复杂的食物分解为能被吸收的、分子结构简单的小分子化学物质的过程。

2. 消化道包括口腔、咽、食道、胃、小肠、(　　　　)和肛门等各段；消化腺则有唾液腺、胃腺、小肠腺、(　　　　) 和肝脏等。

3. 绝大部分的 (　　　　) 被消化成氨基酸后，才可以被小肠吸收。

4. 脂肪微粒以及脂肪分解的产物是甘油和 (　　　　)。

5. 热量的国际单位制导出单位及中国法定计量单位为 (　　　　)。

三、简答题

人体的消化道和消化腺有哪些？

项目二

各类食品的营养价值

项目简介

营养价值指在特定食品中的营养素及其质和量的关系。一般认为，含有一定量的人体所需的营养素的食品就具有一定的营养价值；含有较多营养素且营养素质量较高的食品的营养价值较高。

食品营养价值的高低取决于食品所含的营养素是否丰富，数量多少，相互比例是否适宜，以及是否易于消化、吸收等。一般来说，食品中所提供的营养素种类及其含量越接近人体需要，则该食品的营养价值越高，如对于婴儿来说，母乳的营养价值就很高。

不同食品因营养素的构成不同，其营养价值也大不相同，如粮谷类食品，其营养价值主要体现在能够提供较多的糖类，但其所含的蛋白质的质量和含量都相对较低；蔬菜、水果可提供丰富的维生素、矿物质和膳食纤维，但蛋白质和脂肪的含量很少。市场上有的饮料由一些食品添加剂（如食用色素、香精和人工甜味剂）加水配制而成，几乎无营养价值。

人们通常所说的动物蛋白质的营养价值比植物蛋白质高，主要是就其蛋白质的质量而言，因为动物蛋白质所含的必需氨基酸的种类及相互的比例关系更接近人体需要。

食品的营养价值是相对的，即使是同一种食品，由于产地、品种、部位及烹调加工方法不同，其营养价值也有所不同。

项目分解

任务一　食品概述
任务二　植物性烹饪原料的营养价值
任务三　畜禽肉类食物的营养价值
任务四　水产品的营养价值
任务五　蛋类的营养价值
任务六　乳和乳制品的营养价值
任务七　调味品的营养价值
任务八　食用油脂的营养价值

任务一　食品概述

任务目标

- 了解食品营养的概念。
- 了解食品营养价值评定的意义。
- 掌握食品的分类。

任务案例

酸碱食品的传说与真相

“碱性食品改变酸性体质”“酸性食品不能多吃”是流传甚广的传说。食品到底有没有“酸碱性”，如果有的话，对健康又有什么样的影响呢？一般而言，肉、蛋等高蛋白食品和米、面等高淀粉食品中含有较多的硫、磷等元素，代谢之后，会生成酸性物质；而蔬菜、水果、奶等食品中含较多钾、钙等矿物质，代谢产物的碱性较强。按照这种标准划分出来的碱性食品（如水果、蔬菜、奶等）正是推荐“多吃”的“健康食品”；而“酸性食品”（如肉、蛋、淀粉）正是推荐“少吃”的食品种类。但实际上，不管是“酸性食品”，还是“碱性食品”，在正常饮食范围内，都不会对人体血液的酸碱性产生影响。作为“碱性食品”的蔬菜水果固然应该多吃，而

“酸性食品”肉类和蛋也是均衡营养不可或缺的部分。

想一想：

(1) 你听说过酸性体质、碱性体质吗？

(2) 你的日常饮食习惯是什么？

案例分析：每种食品都有营养价值，人们在日常饮食中，要保持好营养平衡。

知识探究

一、食品的营养

(一) 了解食品的营养

食品营养除研究食品中营养素和非营养素的结构、性质、生理功能等内容外，还大量研究了各类食品的营养价值，各营养成分在食品加工、储藏过程中的变化及防止损失的措施，食品的营养强化，以及食品新资源的开发。尤其是对食品的营养强化，许多国家都十分重视。

(二) 营养价值

食品的营养价值是指某种食品所含营养素和能量满足人体某种需求的程度。

主要根据以下几方面来评定食品的营养价值。

(1) 食品所含热能和营养素的量。对蛋白质而言，还包括必需氨基酸的含量及其相互间的比值；对脂类而言，还应考虑饱和与多不饱和脂肪酸的比例。

(2) 食品中各种营养素在人体中的消化率。主要是蛋白质、脂类和钙、铁、锌等无机盐及微量元素的消化率。

(3) 食品所含的各种营养素在人体内的生物利用率。尤其是蛋白质、必需氨基酸、钙、铁、锌等营养素被消化吸收后，能在人体内被利用的程度。

(4) 食品的色、香、味、型，即感官状态，可通过条件反射来影响人的食欲及消化液分泌的质量与数量，从而明显地影响人体对该食品的消化能力。

(5) 食品的营养质量指数。食品价格不一定反映食品的营养价值。食品营养价值的高低是相对的。同一类食品的营养价值可因品种、产地、成熟程度、碾磨程度、加工烹饪方式等不同而有很大区别。

(三) 评定食品营养价值的意义

(1) 有利于全面了解各种食品中营养素的组成和含量的特点，使食品资源得到充分利用。

（2）有利于了解食品营养素在加工、储存等过程中的变化和损失，从而对其质量进行控制，提高食品的营养价值。

（3）有利于指导平衡膳食，使人们对食品的选择更为合理。

二、食品的分类

（一）根据性质和来源分类

1. 动物性食品

动物性食品包括畜禽肉类、动物内脏、鱼和虾等水产品、奶类、蛋类等。

2. 植物性食品

植物性食品包括粮谷类、豆类、油料、蔬菜、水果、薯类、坚果类。

3. 各种食物的制品

以天然食物为原料，通过加工制作的食品，如糖、油、罐头、糕点，以及各种小食品等。

（二）根据食品在体内代谢后对机体的影响分类

1. 酸性食品

凡是食物中硫、磷、氯等金属元素含量较高，并能在体内代谢生成酸根，则称其为酸性食品。通常，高蛋白的食品是酸性食品，常见的有蛋黄、鱼、虾、谷类、啤酒、干紫菜、花生、核桃、榛子、李子、梅子等。

2. 碱性食品

凡是食物中钾、钠、钙、镁等金属元素含量较高，并能在体内代谢中氧化成碱性氧化物，则称其为碱性食品。通常，海带、蔬菜和水果中的碱元素较多，常见的有海带、豆类、西瓜、萝卜、梨、苹果、柿子、南瓜、马铃薯、黄瓜、洋葱、牛奶、杏仁、栗子、椰子等，如图2-1-1所示。

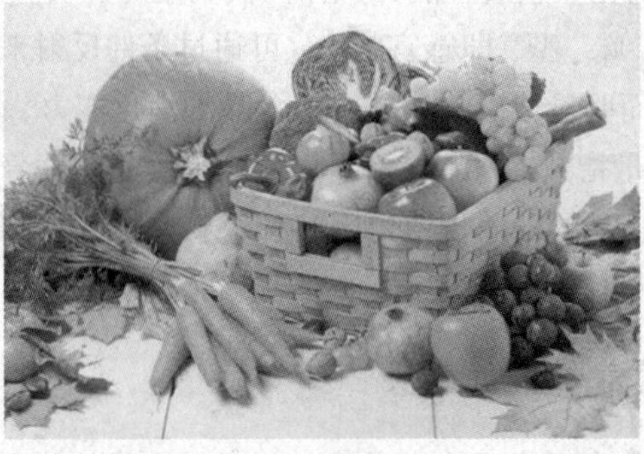

图 2-1-1　碱性食品

知识链接

紫色食品营养价值高

蔬菜营养价值的高低遵循由深到浅的规律，即颜色越深，营养价值越高，其颜色排列顺序趋势为黑色、紫色、绿色、红色、黄色、白色。而同一种类的蔬菜，深色品种比浅色品种更有营养。人们餐桌上最容易忽视的便是仅次于黑色的紫色食品，如紫茄子、紫玉米、紫洋葱、紫扁豆、紫山药、紫甘蓝、紫辣椒、紫胡萝卜、紫秋葵、紫菊苣、紫芦笋等。紫色蔬菜中含有一种最特别的物质，即花青素。花青素除了具备很强的抗氧化能力，而且具有预防高血压、减缓肝功能障碍等作用，其改善视力、预防眼部疲劳等功效也被很多人所认同。长期使用电脑或者看书的人群应多食用富含花青素的食物。在紫色食物中，蓝莓是花青素含量之冠，紫色胡萝卜、紫葡萄位列其后。

思考与练习

一、填空题

1. 食品中各种营养素的人体消化率，主要是（　　　）、（　　　）、（　　　）、（　　　）、（　　　）等无机盐和微量元素的消化率。

2. 食品所含各种营养素在人体内的生物利用率，尤其是（　　　）、（　　　）、（　　　）、（　　　）、（　　　）等营养素被消化吸收后，能在人体内被利用的程度。

3. 食品的（　　　）、（　　　）、（　　　）、型，即感官状态，可通过条件反射来影响人的食欲及消化液分泌的质量与数量，从而明显地影响人体对该食物的消化能力。

4. 食品的营养质量指数。食品价格不一定反映食品的营养价值。食品营养价值的高低是相对的。同一类食品的营养价值可因（　　　）、（　　　）、（　　　）、碾磨程度、加工烹饪方式等不同而有很大的区别。

二、简答题

1. 如何评定食品的营养价值？

2. 评定食品营养价值的意义是什么？

3. 食品可根据性质和来源分为几类？

任务二　植物性烹饪原料的营养价值

任务目标

- 了解各种谷类的营养价值。
- 了解豆类的营养价值。
- 了解蔬菜的营养价值。
- 掌握果类的营养价值。
- 了解菌类的营养价值。

任务案例

十谷粥

十谷粥分别由糙米、黑糯米、小米、大麦、荞麦、芡实、莲子、燕麦、麦片、红薏仁等按比例混合而成，其含有100多种有益人体健康的营养素，如维生素A、维生素C、维生素D、维生素E、维生素K及B族维生素等，还含有多种矿物质及微量元素、酵素、抗氧化物、氨基酸，具有降血压和胆固醇、清除血栓、缓解神经之功效。

想一想：

(1) 你本人、家人及朋友喝过十谷粥吗？

(2) 说一说你家人一日三餐的主食构成，你认为怎样才能使其变得更科学呢？

案例分析：事实上，五谷杂粮中含有大量人体所需要的营养素，如维生素、纤维素等。纤维素不但可以预防便秘、肠癌等的发生，还因其热量低、饱腹感强、可延缓肠胃排空等而成为防治肥胖的天然营养素。

知识探究

植物性烹饪原料是糖类、维生素、无机盐及膳食纤维的良好来源，是我国人民膳食结构的主要部分。此类原料应用范围广，食用方法多，在烹饪中占有十分重要的地位。

一、谷类的营养价值

谷类主要是指禾本科植物的种子。谷类是人体主要的淀粉来源，主要由谷皮、胚乳、胚芽等部分组成，它主要包括稻谷、小麦、粟、玉米、大麦、高粱等其他杂粮。

谷物经加工而成为主食，为人类提供了 50%～80% 的热能、40%～70% 的蛋白质、60%以上的维生素 B_1。谷类的营养素含量因种类、品种、产地、生长条件和加工方法不同而有很大的差别。

1. 稻谷

稻谷经清理、砻谷、碾米、成品整理等工序后制成的成品称为大米（图 2-2-1），大米含有稻米中近 64%的营养物质和 90%以上人体所需的营养元素，同时是中国大部分地区人民的主要食品。

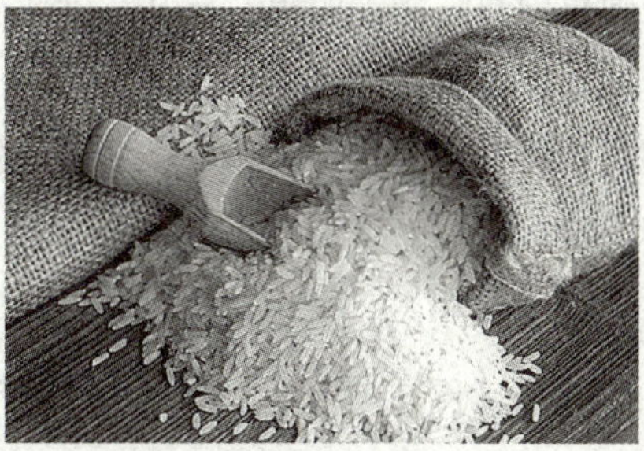

图 2-2-1　大米

大米又名粳米，味甘性平，具有补中益气、健脾和胃、除烦渴的功效。若冬天室内暖气较热，空气干燥，早晚喝点大米粥，可以远离口干舌燥的困扰。研究结果表明，等量大米煮成的干饭比稀饭对血糖的影响小，因此糖尿病患者早餐进食干饭有利于控制血糖。

2. 小麦

小麦（图 2-2-2）是小麦属植物的统称，代表种为普通小麦，是禾本科植物，是一种在世界各地被广泛种植的谷类作物。小麦的颖果是人类的主食之一，磨成面粉后，可制作面包、馒头、饼干、面条等食品，发酵后可制成啤酒、酒精、白酒（如伏特加），或生物质燃料。小麦富含淀粉、蛋白质、脂肪、氨基酸、核黄素、烟酸、B 族维生素，以及钙、铁、磷等微量元素，进食全麦可以降低血液中雌激素的含量，从而达到防治乳腺癌的目的。小麦粉还有嫩肤、除皱、祛斑的功效，面包和点心，尤其是全麦面包是抗忧郁食品，对缓解精神压力、紧张有一定的功效。此外，小麦中的不可溶性膳食纤维可以预防便秘和癌症。中医认为，小麦味甘、性凉，可养心、益肾、除热、止渴。

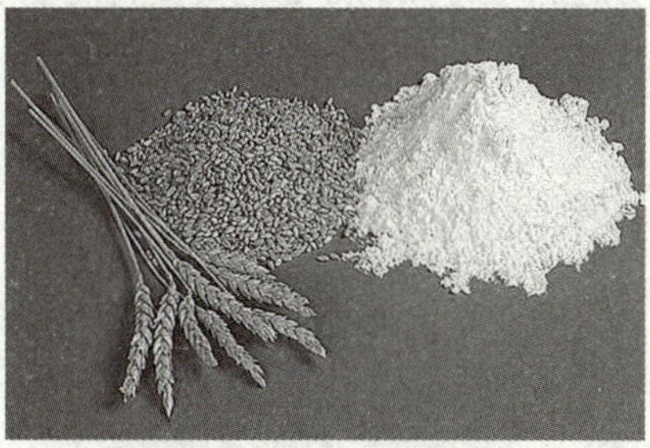

图 2-2-2　小麦

小麦是三大谷物之一，几乎全作食用，仅约有 1/6 作为饲料使用。两河流域是世界上最早栽培小麦的地区，中国是世界上较早种植小麦的国家之一。

3. 粟

粟，北方称谷子，谷子脱壳为小米（图 2-2-3），其粒小，直径 1 mm 左右。小米是世界上最古老的栽培农作物之一，起源于中国黄河流域，是中国古代的主要粮食作物。

小米生长耐旱，品种繁多，有白、红、黄、黑、橙、紫等各种颜色。中国最早的酒也是用小米酿造的。

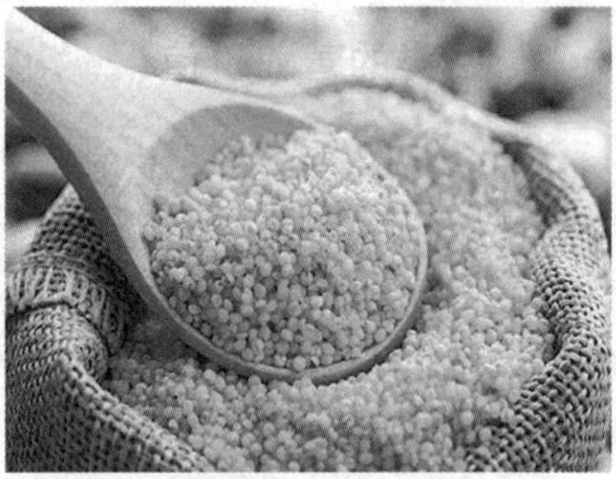

图 2-2-3　小米

小米营养价值高，营养全面均衡，主要含有糖类、蛋白质及氨基酸、脂肪及脂肪酸、维生素、无机盐等。

小米，味甘性平，有健脾和胃的作用，适用于脾胃虚热、反胃呕吐、腹泻及产后、病后体虚者食用。用小米熬粥时，上面浮的一层细腻的黏稠物俗称“米油”。中医认为，米油的营养极为丰富，滋补力最强，有“米油可代参汤”的说法。

4. 玉米

玉米（图 2-2-4）是禾本科一年生草本植物，又名苞谷、苞米棒子、玉蜀黍、珍珠米等。玉米原产于中美洲和南美洲，是世界上重要的粮食作物，广泛分布于美国、中国、巴西等国家。

玉米的营养价值较高，是优良的粮食作物。玉米具有许多生物活性，如抗氧化、抗肿瘤、降血糖、提高免疫力和抑菌杀菌等，具有广阔的开发及应用前景。玉米中的维生素含量非常高，是大米、小麦的 5~10 倍，在所有主食中，玉米的营养价值和保健作用是最高的。玉米中含有的核黄素等高营养物质对人体也是十分有益的。

5. 大麦

大麦（图 2-2-5）是禾本科、大麦属一年生草本植物，在我国已有 500 多年的历史，起源于青藏高原，主要变种为青稞和藏青稞，在各地均有栽培。大麦是世界第五大耕作谷物，其生长环境很广，而且具有春、冬生长习性。传统的啤酒和威士忌是以大麦芽为主要原料酿造的。

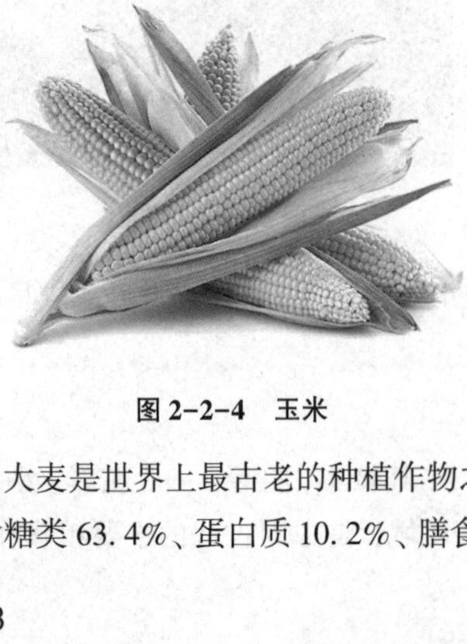

图 2-2-4　玉米

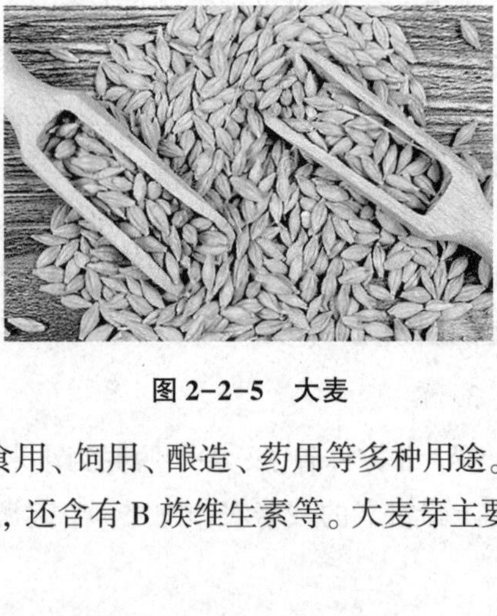

图 2-2-5　大麦

大麦是世界上最古老的种植作物之一，具有食用、饲用、酿造、药用等多种用途。大麦含糖类 63.4%、蛋白质 10.2%、膳食纤维 9.9%，还含有 B 族维生素等。大麦芽主要含

α，β 两种淀粉酶和转化糖酶。大麦芽还含麦芽糖、糊精、B 族维生素、磷脂、葡萄糖等。

大麦具有“三高二低”（高蛋白、高膳食纤维、高维生素、低脂肪、低糖）的特点，因此是一种理想的保健食品。《本草纲目》中记载：“大麦宽胸下气，凉血”。麦芽则“消化一切米面、诸果食积”。中医认为，大麦可以缓解便秘、提高免疫力、预防中风。

6. 高粱

高粱（图 2-2-6）是禾本科一年生草本植物。高粱喜温、喜光，并有一定的耐高温特性，分布于世界热带、亚热带和温带地区。中国各省份均有栽培。

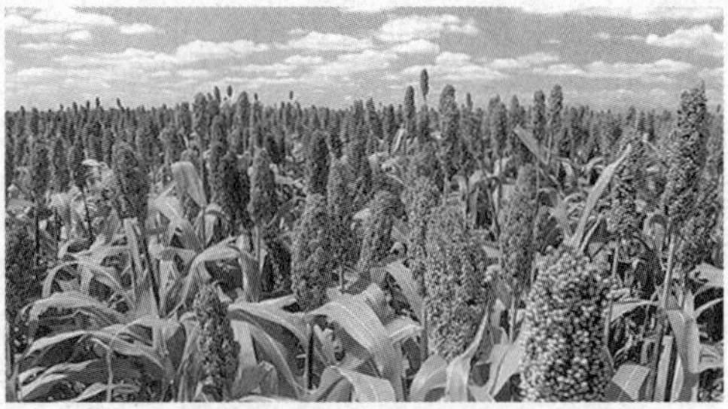

图 2-2-6 高粱

高粱籽粒加工后，即成为高粱米，其食用方法主要是用水煮成粥或磨制成粉后，再做成其他各种食品，如面条、面鱼、面卷、煎饼、蒸糕、年糕等。除食用外，高粱米可制淀粉、制糖、酿酒和制酒精等。

高粱米含矿物质与维生素，矿物质中钙、磷含量与玉米相当，磷为 40%~70%，维生素中维生素 B_1、维生素 B_6 含量与玉米相同，泛酸、烟酸、生物素含量多于玉米，但烟酸和生物素的利用率低。高粱米味甘，性温、涩，和胃消积，温中涩肠，止霍平乱，主治脾虚湿困、消化不良、湿热腹泻、小便不利等症。

二、豆类的营养价值

豆类按营养成分含量不同，一般分为大豆类（黄豆、黑豆和青豆）（图 2-2-7）和其他豆类（绿豆、豌豆和蚕豆）。前者含较多的蛋白质和脂肪，而糖类较少；后者含较少的蛋白质和脂肪，而糖类相对较多。

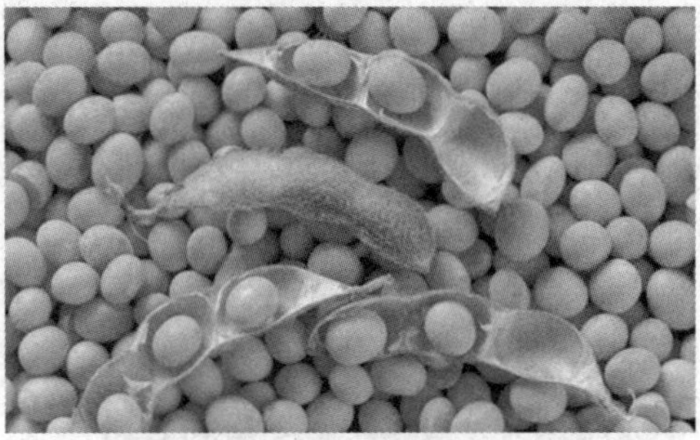

图 2-2-7 大豆

（一）大豆的营养价值

1. 蛋白质

大豆中含有 35%~40% 的蛋白质，是植物性食品中蛋白质含量最丰富的食品。大豆蛋白的氨基酸组成接近人体需要，且富含谷类蛋白质较为缺乏的赖氨酸，具有较高的营养价值。

2. 脂肪

大豆中的脂肪占 15%~20%，其中不饱和脂肪酸高达 85%，且以亚油酸为主。大豆还含有较多的磷脂、少量的胆固醇及具有抗氧化作用的维生素 E。

3. 糖类

大豆中的糖类与谷类相比，其量相对较少，占大豆的 25%~30%，其中只有一半是可供利用的淀粉、阿拉伯糖、半乳聚糖和蔗糖；而另一半是人体所不能消化吸收的棉籽糖和水苏糖，存在于大豆的细胞壁，在肠道细菌作用下，其会发酵产气而导致腹胀。

4. 维生素

大豆含有丰富的维生素 B_1 和 B_2、烟酸，还含有较多的胡萝卜素和维生素 E。大豆几乎不含维生素 C，但发芽后，可产生一定量的维生素 C。

5. 无机盐

大豆富含钙、磷、铁等无机盐，其中钙含量丰富，比牛肉、猪肉高数 10 倍，是儿童与老人膳食中钙的较好来源。

（二）大豆中的抗营养因子

大豆中含有一些天然的抗营养因子，可影响人体对某些营养素的吸收，如蛋白酶抑制剂、胀气因子、植酸，以及红细胞凝集素、皂苷、异黄酮，这些使得大豆蛋白的消化率只有 65%左右。在食用大豆时，可通过水泡、磨浆、加热、发酵、发芽等方法加工成豆制品，还要合理地处理抗营养因子，从而提高大豆的消化率，充分发挥其营养价值。

（三）其他豆类的营养价值

1. 红豆

红豆（图 2-2-8）具有清热解毒、健脾益胃、利尿消肿、通气除烦的功效，可治疗小便不利、脾虚水肿、脚气等。李时珍称红豆为“心之谷”。

2. 绿豆

绿豆（图 2-2-9）含丰富的维生素 A、B 族维生素、维生素 C，有降血压的作用，同时对疲劳、肿胀、小便不利有很好的功效。夏季经常喝绿豆汤不仅能增加营养，而且对肾炎、糖尿病、高血压、动脉硬化、肠胃炎、咽喉炎及视力减退等病症有一定的疗效。但因绿豆属寒，所以脾胃虚弱的人不宜多食。

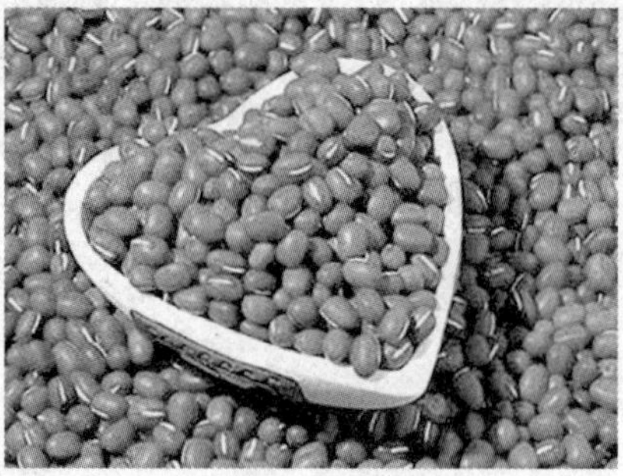

图 2-2-8　红豆

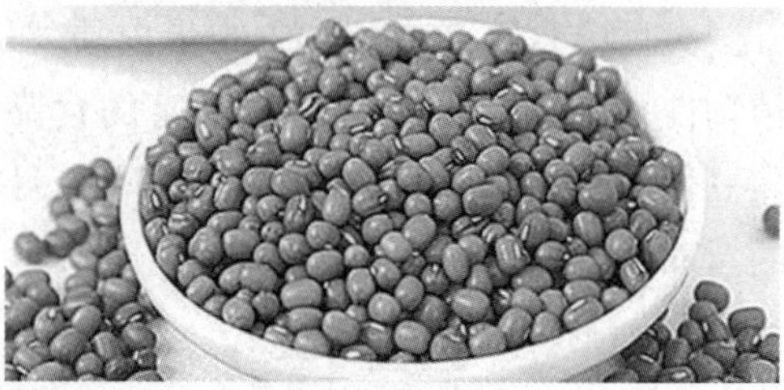

图 2-2-9　绿豆

3. 豌豆

豌豆（图 2-2-10）有补中益气、利小便的功效，是乏力、慢性腹泻等中气不足症状的食疗佳品。豌豆含有丰富的β-胡萝卜素，食用后，可在体内转化为维生素 A，有润肤的作用，皮肤干燥者应该多吃。但要注意，过度食用豌豆容易腹胀，消化不良者不宜大量食用。

4. 芸豆

芸豆（图 2-2-11）味甘平、性温，有温中下气、利肠胃、止呃逆、益肾补元气等功效，适合心脏病患者和患有肾病、高血压等需低钠及低钾饮食者食用。芸豆还含有皂苷、尿素酶和多种球蛋白等独特成分，具有提高人体自身的免疫能力、增强抗病能力、激活淋巴 T 细胞、促进脱氧核糖核酸合成等功能，对肿瘤细胞的发展有抑制作用。食用芸豆时，必须煮熟、煮透，否则会引起食物中毒。

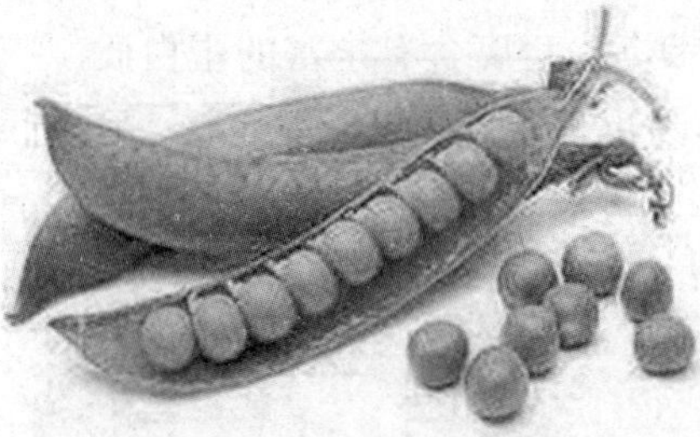

图 2-2-10　碗豆

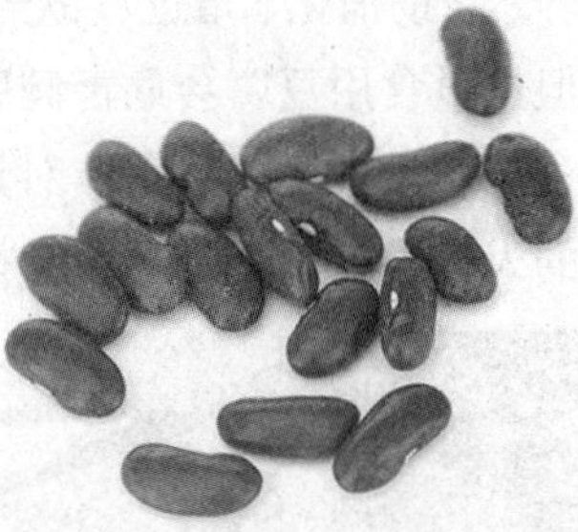

图 2-2-11　芸豆

5. 蚕豆

蚕豆（图 2-2-12）性味甘平，有健脾利湿的功效，特别适合脾虚腹泻者食用。但蚕豆不可生吃，也不可多吃，以防腹胀。特别需要注意的是，少数人吃蚕豆后会发生急性溶血性贫血，也就是俗称的“蚕豆黄病”，应尽快送医院救治。

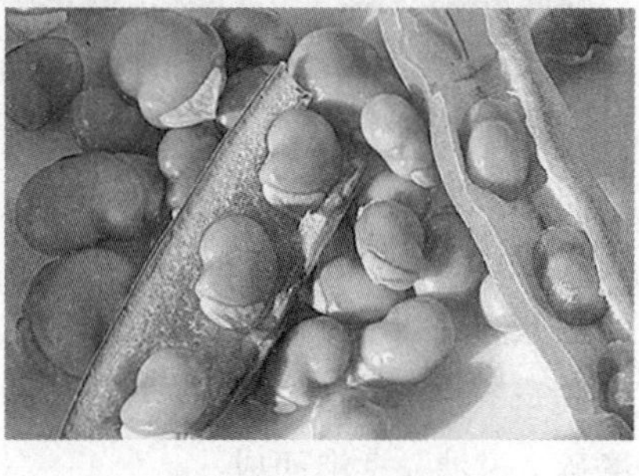

图 2-2-12　蚕豆

6. 鹰嘴豆

与其他豆类相比，鹰嘴豆（图 2-2-13）的食疗作用特别突出。它盛产于中国新疆，因外形酷似鹰头而得名。它有止泻、解毒、强身等作用，富含异黄酮、鹰嘴豆芽素等活性成分和膳食纤维，有降血糖的作用，还可以用来治疗支气管炎、黏膜炎、便秘、腹泻、胃肠胀气、皮肤瘙痒、糖尿病、高血脂等疾病。此外，鹰嘴豆还含有丰富的抗炎症功能因子，有炎症的人应该多吃鹰嘴豆粥。

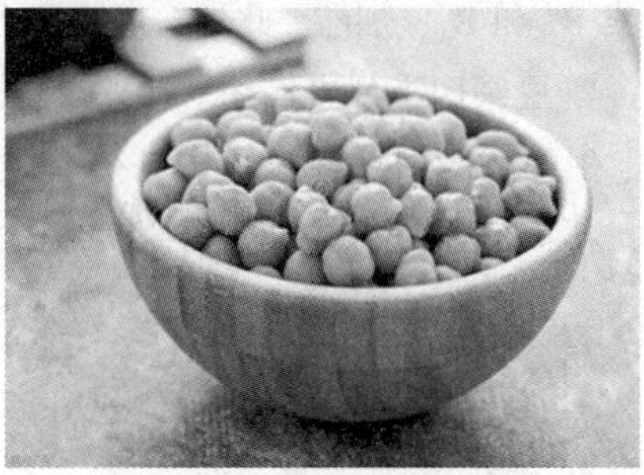

图 2-2-13　鹰嘴豆

（四）豆制品的营养价值

1. 豆腐

豆腐（图 2-2-14）是一种营养丰富、历史悠久的食材。豆腐内含人体必需的多种微量元素，还含有丰富的优质蛋白，素有“植物肉”美称。豆腐的消化吸收率在 95% 以上。

豆腐为补益清热养生食品，常食豆腐可补中益气、清热润燥、生津止渴、清洁肠胃，更适于热性体质、口臭口渴、肠胃不清、热病后调养者食用。现代医学证实，豆腐除有增加营养、帮助消化、增进食欲等功能，对齿、骨骼的生长发育也颇为有益。

但过量食用豆腐会危害健康，如引起消化不良等。豆腐含有丰富的蛋白质，一次性食用过多，不仅会阻碍人体对铁的吸收，而且容易出现腹胀、腹泻等症状。另外，患有痛风的人若大量食用豆腐，会提高痛风的发作率。

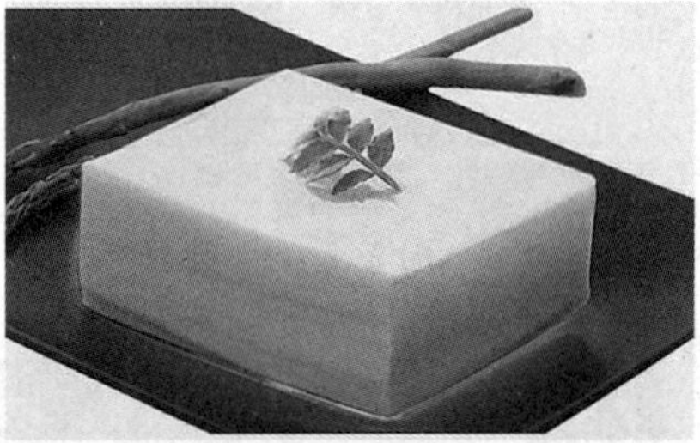

图 2-2-14　豆腐

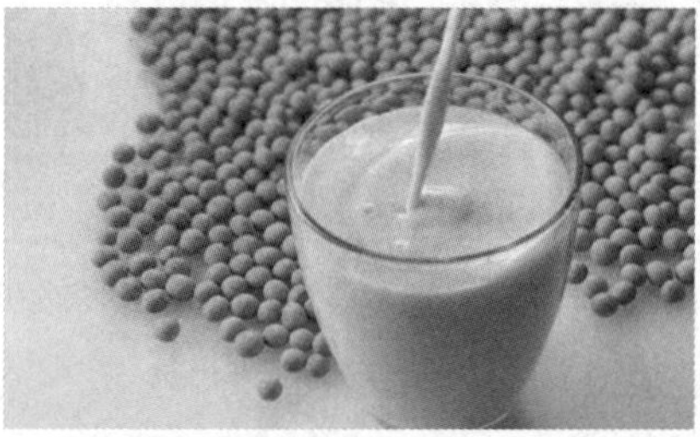

图 2-2-15　豆浆

2. 豆浆

豆浆（图 2-2-15）是中国汉族人民的传统饮品，也是一种老少皆宜的营养食品，在欧美享有“植物奶”美誉。最早的豆浆为西汉淮南王刘安制作，是将大豆用水泡涨后经磨碎、过滤、煮沸而成。

豆浆营养非常丰富，且易于消化吸收。豆浆含有丰富的植物蛋白和磷脂，还含有维生素 B_1 和 B_2、烟酸。此外，豆浆还含有铁、钙等矿物质。

鲜豆浆四季都可饮用。春秋季饮豆浆可滋阴润燥、调和阴阳；夏季饮豆浆可消热防暑、生津解渴；冬季饮豆浆可祛寒暖胃、滋养进补。其实，除了传统的黄豆浆外，豆浆还有很多种类，大枣、枸杞、绿豆、百合等都可以成为豆浆的配料。

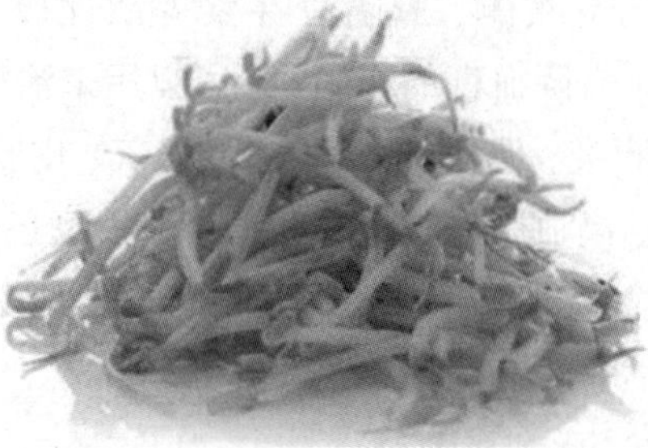

图 2-2-16　豆芽

3. 豆芽

豆芽（图 2-2-16）也称芽苗菜，又名巧芽、豆芽菜、如意菜、掐菜、银芽、银针、银苗、芽心、大豆芽、清水豆芽，是用各种谷类、豆类、树类的种子培育出的可以食用的“芽菜”，也称“活体蔬菜”。品种丰富，营养全面，是常见的蔬菜。绿豆芽味甘、性寒，归心，胃经，具有清热解毒、醒酒利尿的功效。豆芽不宜与猪肝同食。

豆芽的营养价值主要体现在以下几方面：

(1) 豆芽中含有丰富的维生素C，可以治疗坏血病；

(2) 它还有清除血管壁中堆积的胆固醇和脂肪、防止心血管病变的作用；

(3) 绿豆芽中还含有核黄素，很适合口腔溃疡的人食用；

(4) 它还富含膳食纤维，是便秘患者的健康蔬菜，有预防消化道癌症（食道癌、胃癌、直肠癌）的功效；

(5) 豆芽的热量很低，而水分和纤维素含量很高，常吃豆芽可以达到减肥的目的。

4. 发酵豆制品

大豆经发酵后，可制成风味各异的发酵豆制品，如豆豉、豆瓣酱、臭豆腐、腐乳、豆汁等，其维生素B_{12}的含量十分丰富。细菌发酵后，可促进各种营养素（如有机酸、氨基酸等）在人体内的吸收和利用，产生特殊的鲜香味。发酵豆制品不仅可以助消化，而且有促进人体造血的作用，既可延缓衰老、增强脑力、提高肝脏的解毒功能，又能降低血脂、解除疲劳、预防癌症。

三、蔬菜类的营养价值

蔬菜是指可以做菜、烹饪成食品的一类植物或菌类，是人们日常饮食中必不可少的食物之一。蔬菜可提供人体所必需的多种维生素和矿物质等营养物质。蔬菜中含有多种多样的植物化学物质，是人们公认的对健康有利的成分，果蔬中含有的可以有效预防慢性、退行性疾病的多种营养物质正在被人们研究发现。

（一）蔬菜的分类

从植物学角度划分，蔬菜可以分为以下几类。

1. 十字花科

十字花科包括萝卜、芜菁、白菜（含大白菜、白菜亚种）、甘蓝（含结球甘蓝、苤蓝、花椰菜、青花菜等变种）、芥菜（含根介菜、雪里蕻变种）等。

2. 伞形科

伞形科包括芹菜、胡萝卜、小茴香、芫荽等。

3. 茄科

茄科包括番茄、茄子、辣椒（含甜椒变种）。

4. 葫芦科

葫芦科包括黄瓜、西葫芦、南瓜、笋瓜、冬瓜、丝瓜、瓠瓜、苦瓜、佛手瓜等。

5. 豆科

豆科包括菜豆（含矮生菜豆、蔓生菜豆变种）、豇豆、豌豆、蚕豆、毛豆（即大豆）、扁豆、刀豆等。

6. 百合科

百合科包括韭菜、大葱、洋葱、大蒜、韭葱、金针菜、石刁柏（芦笋）、百合等。

7. 菊科

菊科包括莴苣（含结球莴苣、皱叶莴苣变种）、莴笋、茼蒿、牛蒡、菊芋、朝鲜蓟等。

8. 藜科

藜科包括菠菜、甜菜（含根甜菜、叶甜菜变种）等。

从食用器官角度进行分类，蔬菜可以分为以下几类。

1. 根菜类

以肥大的根部为产品器官的蔬菜即属于根菜类，如图2-2-17所示。

（1）肉质根。以种子胚根生长肥大的主根为产品，如萝卜、胡萝卜、根用芥菜、芜菁甘蓝、芜菁、辣根、美洲防风等。

（2）块根类。以肥大的侧根或营养芽发生的根膨大为产品，如牛蒡、豆薯、甘薯、葛等。

2. 茎菜类

以肥大的茎部为产品的蔬菜即属于茎菜类，如图2-2-18所示。

（1）肉质茎类。以肥大的地上茎为产品，有莴笋、茭白、茎用芥菜、球茎甘蓝（苤蓝）等。

（2）嫩茎类。以萌发的嫩芽为产品，如石刁柏、竹笋、香椿等。

（3）块茎类。以肥大的块茎为产品，如马铃薯、菊芋、草石蚕、银条等。

（4）根茎类。以肥大的根茎为产品，如莲藕、姜、蘘荷等。

（5）球茎类。以地下的球茎为产品，如慈姑、芋头、荸荠等。

（6）鳞茎类。由叶鞘基部膨大形成鳞茎，如洋葱、大蒜、胡葱、百合等。

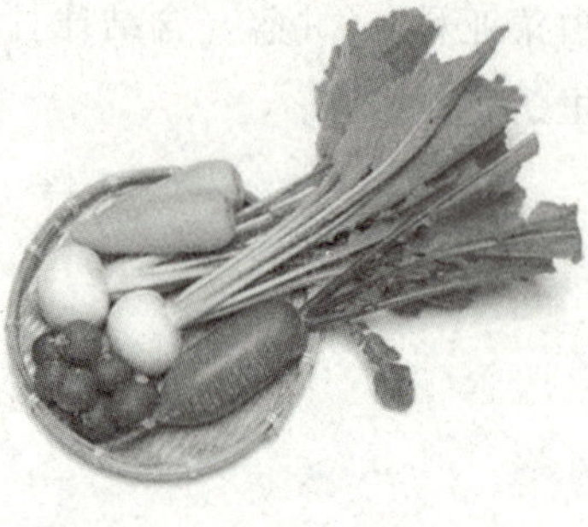

图2-2-17　根菜类

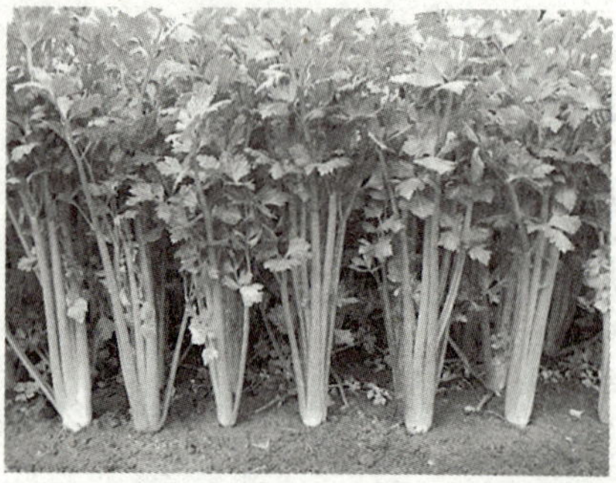

图2-2-18　茎菜类

3. 叶菜类

以鲜嫩叶片及叶柄为产品的蔬菜即属于叶菜类，如图 2-2-19 所示。

（1）普通叶菜类。小白菜、叶用芥菜、乌塌菜、菜薹、芥蓝、荠菜、菠菜、苋菜、番杏、叶用甜菜、莴苣、茼蒿、芹菜等。

（2）结球叶菜类。结球甘蓝、大白菜、结球莴苣、包心芥菜等。

（3）辛香叶菜类。大葱、韭菜、分葱、茴香、芫荽等。

4. 花菜类

以花器或肥嫩的花枝为产品的蔬菜即属于花菜类，如图 2-2-20 所示。

（1）果菜类。以果实及种子为产品。

（2）瓠果类。南瓜、黄瓜、冬瓜、丝瓜、苦瓜、蛇瓜、佛手瓜等。

（3）浆果类。番茄、辣椒、茄子。

（4）荚果类。菜豆、豇豆、刀豆、豌豆、蚕豆、毛豆等。

（5）杂果类。甜玉米、菱角、秋葵等。

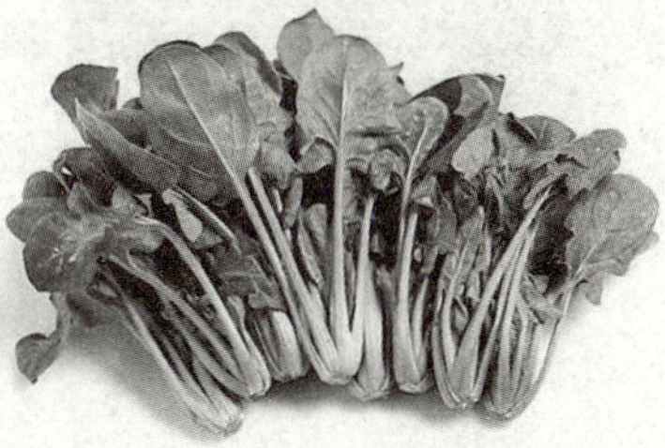

图 2-2-19 叶菜类

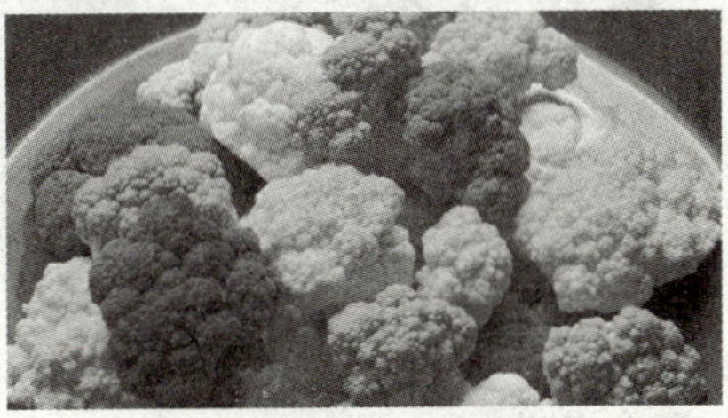

图 2-2-20 花菜类

（二）蔬菜的营养价值

1. 绿色蔬菜

绿色蔬菜（图 2-2-21）中含有丰富的叶酸，而叶酸已被证实为防止胎儿神经管畸形的“灵丹”之一。同时，大量的叶酸可有效地清除血液中过多的同型半胱氨酸而起到保护心脏的作用。此外，绿色蔬菜也是享有“生命元素”称号的钙元素的最佳来源，其钙的含量较高，故吃“绿”被营养学家视为最好的补钙途径。

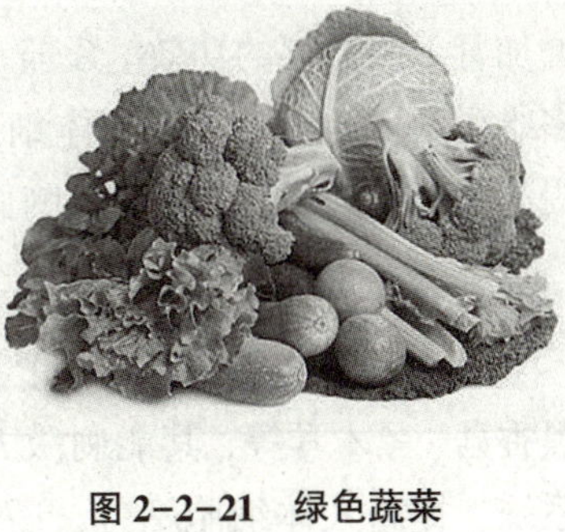

图 2-2-21 绿色蔬菜

绿色蔬菜还含有丰富的维生素 C、维生素 B_1、维生素 B_2、胡萝卜素及多种微量元素，这对高血压及失眠者有一定的益处，并有益于肝脏，起到保护作用。绿色蔬菜还含有酒石黄酸，能阻止糖类变成脂肪。

2. 黄色蔬菜

黄色蔬菜（图 2-2-22）有胡萝卜、黄豆、花生等，它们富含两种维生素：一种是维生素A；另一种是维生素D。维生素A能保护胃肠黏膜，防止胃炎、胃溃疡等疾病发生；维生素D有促进钙、磷两种矿物元素吸收的作用，对于儿童佝偻病、青少年近视、中老年骨质疏松症等常见病有一定的预防功效。

韭黄、南瓜、胡萝卜等黄色蔬菜还富含维生素E，能减少皮肤色斑，延缓衰老，对脾、胰等脏器有益，并能调节胃肠消化功能。黄色蔬菜及绿色蔬菜所含的黄碱素有较强的抑癌作用。

3. 红色蔬菜

红色蔬菜（图2-2-23）有番茄、红辣椒、红萝卜等，它们能提高人的食欲和刺激神经系统的兴奋。红色蔬菜中含有的胡萝卜素和其他红色素能够一起增加人体抵抗组织中细胞的活力。另外，胡萝卜中所含胡萝卜素可在体内转化为维生素A，发挥护卫人体上皮组织（如呼吸道黏膜）的作用，常食同样可以增强人体抗御感冒的能力。

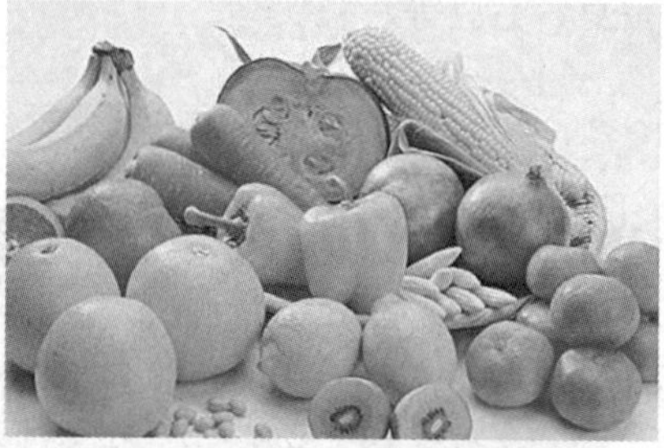

图2-2-22　黄色蔬菜

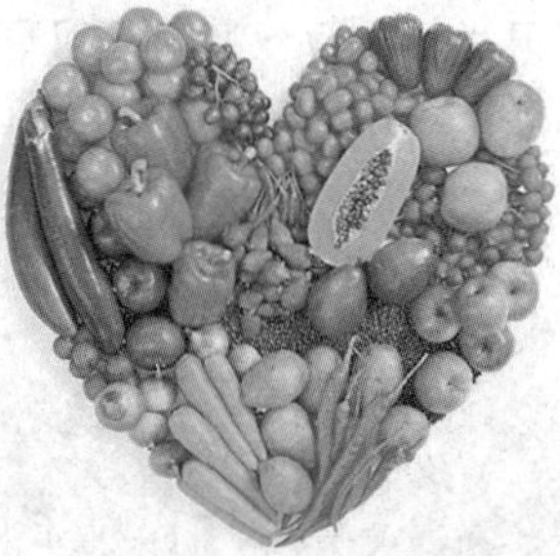

图2-2-23　红色蔬菜

4. 紫色蔬菜

紫色蔬菜（图2-2-24）中含有花青素，其抗血管硬化的作用极强，可阻止心脏病发作和血凝块形成引起的脑中风等症，而且有调节神经和增加肾上腺分泌的功效。紫茄子比其他蔬菜含更多维生素P，它能增强身体细胞之间的黏附力，提高微血管的张力，降低患脑血栓的概率。

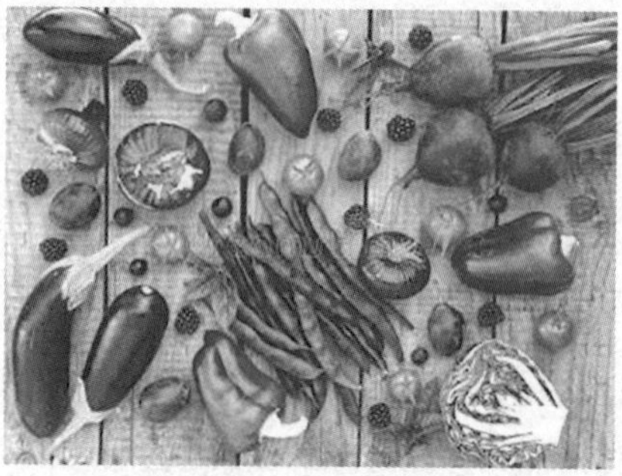

图2-2-24　紫色蔬菜

5. 黑色蔬菜

黑色蔬菜（图2-2-25）有黑茄子、海带、黑香菇、黑木耳等，其能刺激人的内分泌和造血系统，提高人体细胞活性，还能促进唾液分泌。黑木耳中含有一种能抗肿瘤的活性物质，可防治食道癌、肠癌、骨癌。

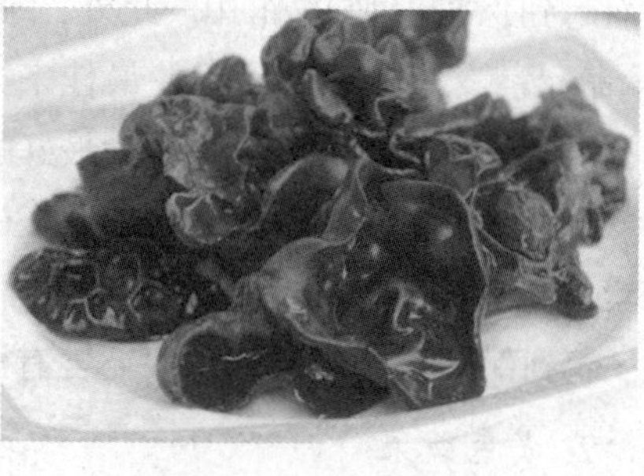

图2-2-25　黑色蔬菜

6. 白色蔬菜

白色蔬菜（图2-2-26）有冬瓜、茭白、莲藕、竹笋、白萝卜等，对调节视觉和安定情绪有一定的作用，对高血压和心肌病患者有益处。

四、果类的营养价值

果类可以分为鲜果（图 2-2-27）、干果和坚果。水果与蔬菜一样，主要提供人体所需的维生素和矿物质，水果也是碱性食品。

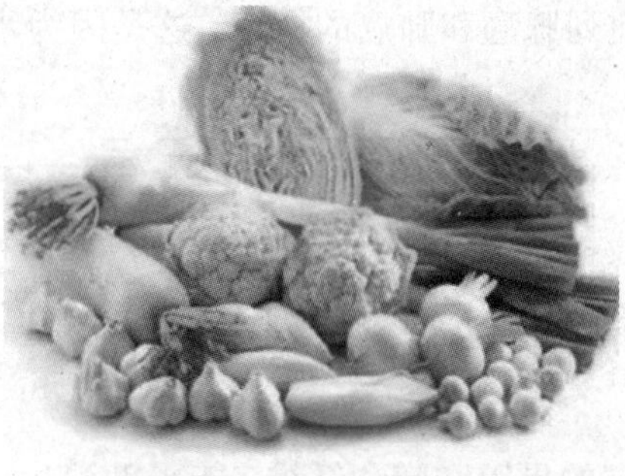

图 2-2-26　白色蔬菜

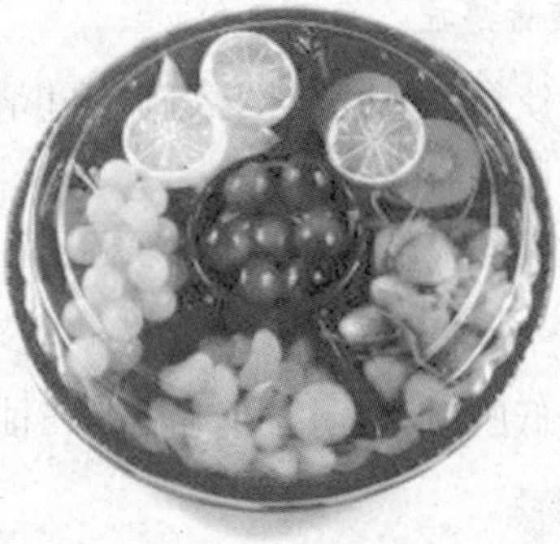

图 2-2-27　鲜果

（一）鲜果与干果的营养价值

1. 降血压

能够降血压的水果有山楂、西瓜、梨、菠萝等。

2. 含有叶酸

在各种维生素中，叶酸与 DNA 的生成有关，怀孕初期，叶酸对细胞繁殖与修复很重要，它能帮助胚胎神经系统实现良好发育，预防孕妇贫血。

含有叶酸的水果有苹果、香蕉、杧果、木瓜、猕猴桃等。

3. 减缓衰老

在常见的水果中，猕猴桃被认为含有丰富的维生素 C、维生素 A、维生素 E，叶酸和微量元素钾、镁及食物纤维等营养成分，而热量却很低。另外，猕猴桃中所含的氨基酸能帮助人体制造激素，减缓衰老。但猕猴桃性寒，所以孕妇最好少吃。

4. 减肥瘦身

有些水果中含有丰富的食物纤维，纤维是不能为小肠所消化的糖类，在结肠内，纤维可给肠腔提供营养物质，这有助于促进人体新陈代谢。

能减肥的水果有苹果、西柚、火龙果等。

5. 保养皮肤

人的面部天天暴露在外，受空气中有害物质的损伤和紫外线的照射，毛细血管收缩，皮脂腺分泌减少，皮肤容易干燥缺水。水果中含丰富的抗氧化物质（如维生素 E 和微量元素等），可以滋养皮肤。

能保养皮肤的水果有香蕉、杧果、哈密瓜、草莓、橙子、苹果、柠檬等。

6. 明目

人的眼底分布着许多毛细血管，维生素 C 的作用之一是保证眼底的供血。

能保护眼睛的水果有猕猴桃、柠檬等。

7. 预防癌症

日常饮食中多摄入水果可降低患乳腺癌、前列腺癌和肺癌的概率。这是因为水果中含有人体所必需的微量元素。

能抗癌的水果有香蕉、猕猴桃、葡萄、橙子、苹果、柠檬等。

8. 降低胆固醇

能降低胆固醇的水果有苹果、西柚、山楂等。

9. 排毒

草莓富含维生素 C 及胡萝卜素，还含有丰富的果胶和膳食纤维，能帮助消化、清洁肠胃道、强固肝脏，是不可忽略的排毒水果。

苹果除了有丰富的纤维，能促进肠道蠕动外，它所含的半乳糖醛酸对排毒很有帮助；果胶则能避免食物在肠内腐化的情况。

紫色葡萄也具有排毒的效果，它能帮助机体清除体内的垃圾，因此有“清道夫”美称。但热量有点高，不能一次性食用太多。

樱桃具有一定的药用价值，能清除体内毒素，对肾脏排毒具有相当大的功效，同时有温和的通便作用。

（二）坚果的营养价值

坚果（图 2-2-28）是闭果的一个分类，果皮坚硬，内含一粒或者多粒种子，如板栗、杏仁等的果实。坚果是植物的精华部分，其营养丰富，蛋白质、脂肪、维生素含量较丰富，可以促进生长发育、增强体质、预防疾病。

1. 养生

当代自然疗法大师莫里森博士推荐的强心食品中就有核桃。据测定，每 100 g 核桃含脂肪 50~64 g。核桃中的脂肪 71%为亚油酸，12%为亚麻酸。蛋白质为 15~20 g，蛋白质亦为优质蛋白。核桃中脂肪和蛋白质是大脑最好的营养物质。糖类为 10 g。此外，还含有钙、磷、铁、胡萝卜素、核黄素（维生素 B_2）、

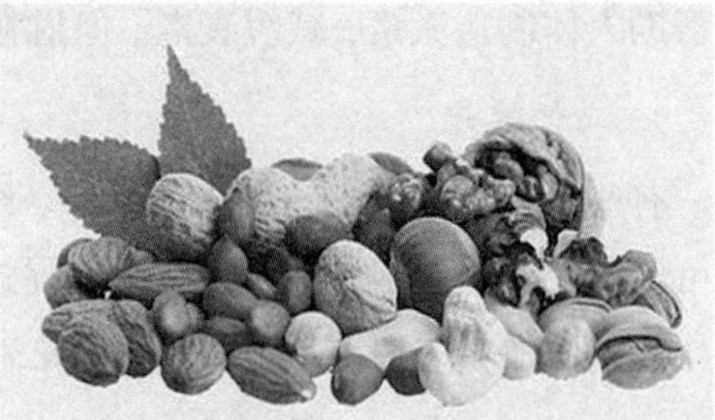

图 2-2-28 坚果

维生素 B_6、维生素 E、胡桃叶醌、磷脂、鞣质等营养物质。

2. 美颜

霹雳果口感柔滑，松脆美味，其味道通常被认为远好于比较常见的杏仁、腰果，受到美国、加拿大、英国、日本、澳大利亚及东南亚各国人民的广泛喜爱。霹雳果含有包括人体必需的 8 种氨基酸在内的 17 种氨基酸及镁、锰、磷、钾、钙等矿物质，还含有胡萝卜素、蛋白质等多种成分。霹雳果中含有丰富的单不饱和脂肪酸，容易被人体吸收消化，有益健康。霹雳果主要功效为改善记忆力、调节血脂、延缓机体衰老并美容养颜。

霹雳果中的单不饱和脂肪酸可以有效地降低血清总胆红素、直接胆红素、谷丙转氨酶和谷草转氨酶的水平，增强心肌细胞线粒体内琥珀酸脱氢酶的活性，并在一定程度上保持心肌细胞线粒体膜、核膜和肌丝结构的完整性。霹雳果中含有大量的镁元素，也对心脏具有良好的保健作用。因为霹雳果所含的脂肪为一种植物良性脂肪酸，可促进肠道蠕动，润肠通便，消除慢性便秘，其所含的丰富油酸能促进人体对钙、磷、锌和其他矿物质的吸收，防止钙元素流失，提高骨密度。

3. 预防心脑血管疾病

松仁的脂肪成分是油酸和亚麻酸，具有降血压、防止动脉硬化、防止因胆固醇增高而引起心血管病的作用。一般而言，幼年和青年人群的血压有增高趋势，随着年龄增长，血压的增高更为明显，所以防治高血压要从儿童抓起。

4. 抗癌

杏仁苷受酶的作用，生成一种天然抗癌物质，能选择性破坏癌细胞。苦杏仁能治疗咳嗽、气喘等症，有小毒。甜杏仁可治疗体虚，改善体质，无毒，能够润肺滑肠、降低胆固醇，适合老年人及体弱者食用。

5. 补肾

板栗富含柔软的膳食纤维，可健脾胃，补肾强心。其血糖指数比米饭低，糖尿病人可适当品尝，每天只宜吃 6~7 粒。中医认为，栗子治肾虚、腰腿无力等症的效果很好，但是吃多了，胃会不舒服。

6. 抗忧郁

葵花籽含有 β-胡萝卜素，可防止人体皮肤下层细胞坏死，可使头发变得柔软、有光泽。含维生素 B_8，还能治疗抑郁症、神经衰弱。

7. 降低妇女发生 2 型糖尿病的危险

美国哈佛大学公共卫生学院营养系的研究人员曾对 11 个国家的 8.4 万名 34—59 岁的妇女进行了 16 年的跟踪调查，结果显示，多食坚果将能显著降低 2 型糖尿病的发生概率。他们认为，坚果富含不饱和脂肪及其他营养物质，这些营养物质均有助于改善血糖，并使胰岛素水平保持平衡。

8. 降低心脏性猝死率

由于坚果中的某些成分具有抗心律失常的作用，因而在控制了已知的心脏危险因素并做到合理饮食后，吃坚果能够明显降低发生心源性猝死的风险。与很少或从不吃坚果的人相比，每周吃2次或2次以上坚果的人，其发生心源性猝死和因冠心病死亡的危险性均较低。

9. 清除自由基

自由基非常活泼，会与人体内的细胞组织以及DNA发生反应，从而对人体造成损害。研究表明，一些坚果类食物（如葵花籽）具有较强的清除自由基的能力，其作用可与草莓、菠菜等相比。

10. 补脑益智

脑细胞由60%的不饱和脂肪酸和35%的蛋白质构成。因此，对于大脑的发育来说，最需要的第一营养成分是不饱和脂肪酸。坚果类食物中不仅含有大量的不饱和脂肪酸，还含有15%~20%的优质蛋白质和十几种重要的氨基酸，这些氨基酸都是构成脑神经细胞的主要成分。坚果富含对脑神经细胞有益的维生素 B_1、维生素 B_2、维生素 B_6、维生素E及钙、磷、铁、锌等，这种营养成分的含量也较高，因此，吃坚果对改善脑部营养很有益处，特别适合孕妇和儿童食用。

11. 提高视力

研究发现，咀嚼强度对提高视力起着一定的作用，所以多吃坚果增加咀嚼的频率及强度可以在一定程度上提高视力。眼睛的睫状肌对眼球晶状体具有调节作用，而睫状肌的调节功能有赖于面部的肌力，面部肌力的增强则得益于咀嚼强度。现代人的食物日趋软化，进食时很少咀嚼或根本不需要咀嚼，这就会导致面部肌肉力量变弱，睫状肌对眼球晶状体调节功能降低，视力也就容易随之下降。所以，若要提高视力，则可以多吃较硬的食物，坚果便是一个不错的选择，并要长期坚持对食物进行充分咀嚼。

五、菌类的营养价值

（一）了解菌类

菌类（图2-2-29）为一大类不含叶绿素、不能进行光合作用的异养生物。其没有根、茎、叶的分化，不含叶绿素等光合色素（极少数光合细菌除外），不能进行光合作用，腐生生活或寄生生活，即异养生活。生殖器官多为单细胞结构，合子不发育成胚。

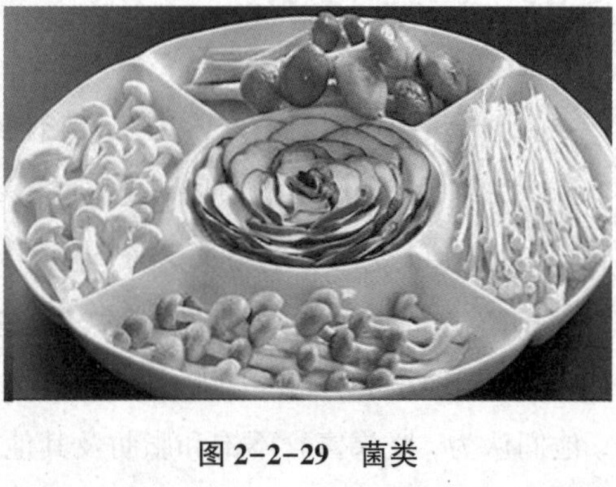

图2-2-29　菌类

菌类是个庞大的家族，它无处不在，目前已知的菌类有12万余种。菌类可分为细菌门、粘菌门和真菌门三类，彼此并无亲缘关系。其中粘菌是介于动物和真菌之间的生物，它在营养期为裸露的、无细胞壁、多核的原生质团，称变形体（与变形虫相似），但在繁殖期，它可产生既具纤维素细胞壁的孢子，又具真菌的性状。

（二）菌类的营养价值

菌类的营养价值十分丰富，不仅含有较多的糖类、蛋白质、维生素等，还含有微量元素和矿物质，多吃可增强人体免疫力。

1. 糖类

野山菌中含有丰富的单糖、双糖和多糖。德国科学家已经发现一些野山菌中不仅含有丰富的葡萄糖、果糖、半乳糖、甘露糖、核糖，以及其他醛糖和酮糖，而且含有高分子多糖，可以显著提高机体免疫系统的功能。

2. 蛋白质

野山菌的蛋白质含量大大超过其他普通蔬菜，而且较动物性食品来说，还会避免其所含高脂肪、高胆固醇等带来的危险。据测定，菌类蛋白质的含量占其干重的30%~45%，是大白菜、白萝卜、番茄等普通蔬菜的3~6倍。野山菌不仅蛋白质总量高，而且组成蛋白质的氨基酸种类也十分齐全，有十七八种，人类必需的八种氨基酸几乎都可以在野山菌中找到。丰富的蛋白质可提供鲜味，这也是野山菌口味鲜美的奥妙所在。

3. 维生素

食用菌的营养价值之所以高，还在于它含有多种维生素，尤其是水溶性的B族维生素和维生素C，脂溶性的维生素D含量也较高。

4. 微量元素和矿物质

野山菌中的铁、锌、铜、硒、铬含量较多，经常食用野山菌既可补充微量元素，又能克服因盲目滥用某些微量元素强化食品而引起的微量元素流失。

（三）常见的菌类

1. 木耳

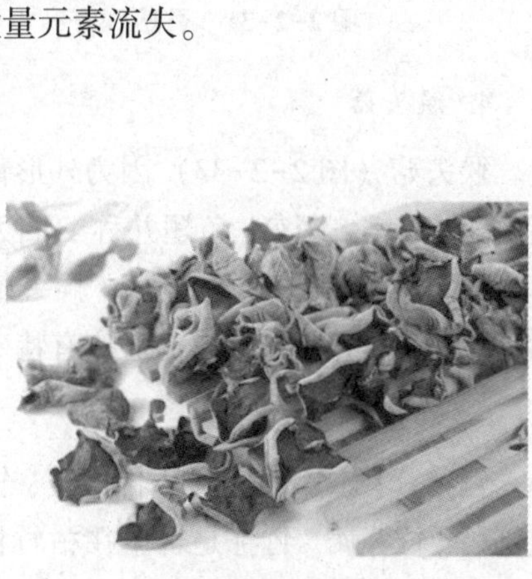

图2-2-30　木耳

木耳（图2-2-30）别名黑木耳、光木耳，略呈耳形，黑褐色，常常生长在树干上，湿润时半透明，干燥时变革质，其真菌学分类属担子菌门、木耳目、木耳科，生长于栎、杨、榕、槐等120多种阔叶树的腐木上，单生或群生，主要分布于黑龙江、吉林、福建、台湾、湖北、广东、广西、四川、贵州、云南等地，人工培植以椴木栽培和袋料栽培为主。

中医认为，黑木耳性味甘平，具有清肺润肠、滋阴补血、活血化瘀、明目养胃等功效，能用于治疗崩漏、痔疮、血痢、贫血及便秘等症状。同时，它所含有的发酵素和植物碱可促进消化道和泌尿道腺体分泌，并协同分泌物催化结石，对胆结石、肾结石等症有明显的化解作用。

2. 香菇

香菇（图 2-2-31）是一种生长在木材上的真菌，味道鲜美，香气沁人，营养丰富，素有“植物皇后”美誉。香菇富含铁、钾等人体所需的营养元素，味甘，性平，还被称为自然界的“清洁工”，是一种神奇的植物。冬、春季生于阔叶树倒木上，群生、散生或单生，其不仅含有丰富的钾、钙等，还含有核糖类物质。香菇可抑制肝脏内胆固醇的增加，促进血液循环，有降血压、滋养皮肤等作用。此外，香菇还有良好的抗癌和预防流感的作用。

3. 金针菇

金针菇（图 2-2-32）含有蛋白质、脂肪、膳食纤维、多种维生素、胡萝卜素和人体所需的 8 种氨基酸等有益成分，含锌量也较高，有促进儿童智力发育和健脑的作用。由于它能抑制癌细胞的生长，故可用于各种早、中期癌症的治疗。

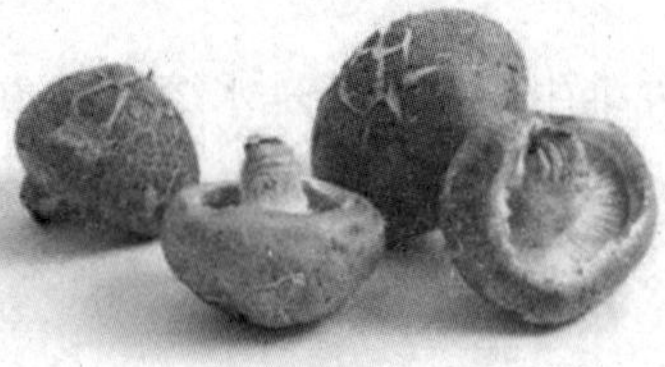

图 2-2-31　香菇

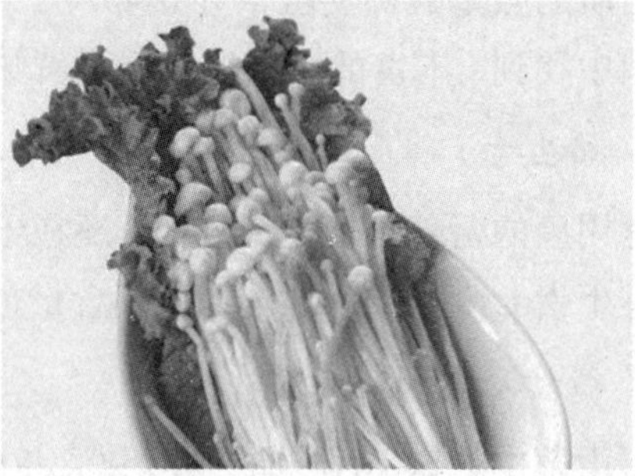

图 2-2-32　金针菇

4. 猴头菇

猴头菇（图 2-2-33）因为外形像一只浅黄毛猴的脑袋而得名，是中国传统珍贵食用菌，与熊掌、海参、鱼翅并称“四大名菜”，并有“山珍猴头、海味燕窝”之说，也可称为猴头蘑、羊毛菌、猴菇菌。猴头菇含有 17 种氨基酸和丰富的多糖体和多酞类物质，可以助消化，并对胃癌、食道癌有特殊的疗效。

5. 竹荪

竹荪（图 2-2-34）又名竹笙、竹参，属于真菌门、担子菌亚门、腹菌纲、鬼笔目、鬼笔科、竹荪属。竹荪是寄生在枯竹根部的一种隐花菌类，形状略似网状干白蛇皮，它有深绿色的菌帽、雪白色的圆柱状的菌柄、粉红色的蛋形菌托，在菌柄顶端有一圈细致洁白的网状裙从菌盖向下铺开，整个菌体显得十分俊美、色彩鲜艳，被人们称为“雪裙仙子”“山珍之花”“真菌之花”“菌中皇后”。竹荪营养丰富，香味浓郁，滋味鲜美，自古就被列为“草八珍”之一。此外，竹荪不仅是可用于减肥的代表性食用菌，经常食用对高血压、高血脂病人也有好处。

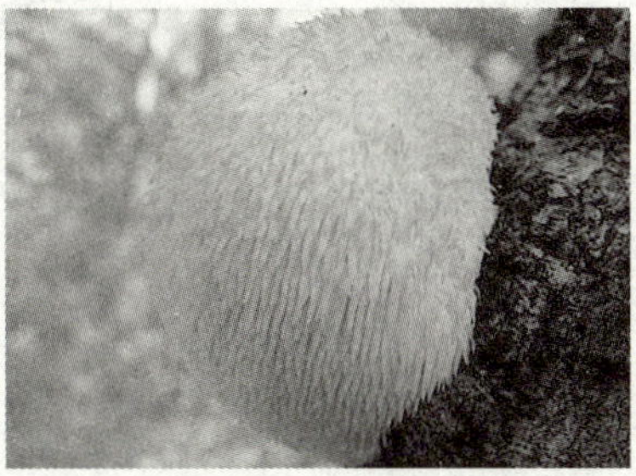

图 2-2-33　猴头菇

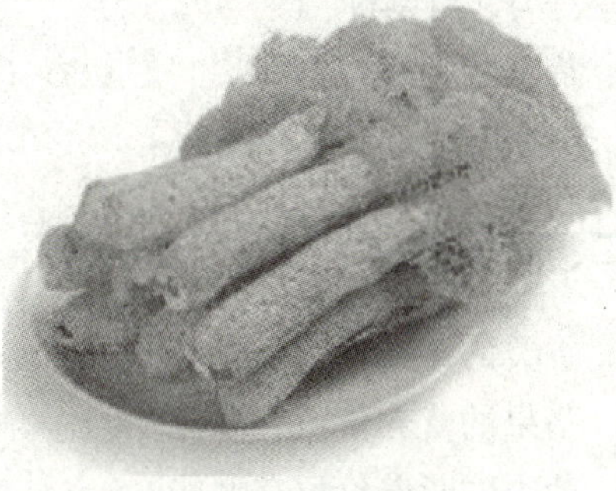

图 2-2-34　竹荪

知识链接

各类患者宜吃的水果

胆固醇高者宜吃苹果、杧果、酸角等。

糖尿病患者宜吃菠萝、梨、柚子、杨梅等。

冠心病患者宜吃柑橘、桃子、李子、柚子、草莓等。

肝炎患者宜吃梨、香蕉、苹果、西瓜、柠檬、大枣等。

肾炎病患者宜吃大枣、黑皮西瓜等。

肠道病患者宜吃苹果、石榴、红果、荔枝等。

高血压患者宜吃香蕉、苹果、酸角等。

哮喘病患者宜吃梨、荔枝等。

百日咳患者宜吃橄榄、罗汉果等。

咽喉病患者宜吃雪梨、橄榄等。

痔疮患者宜吃无花果、香蕉等。

思考与练习

一、填空题

1. 谷类是人体主要的淀粉来源，主要由（　　　　）、（　　　　）、（　　　　）几个部分组成。它包括（　　　　）、（　　　　）、（　　　　）等及其他杂粮。

2. 小麦的颖果是人类的主食之一，磨成面粉后可制作（　　　　）、（　　　　）、

（　　）、面条等食物，发酵后可制成（　　）、（　　）、（　　）（如伏特加），或生物质燃料。

3. 从植物学角度划分，蔬菜可以分为以下几类：（　　）、（　　）、（　　）、葫芦科、（　　）、（　　）、（　　）、藜科。

4. 蔬菜的种类包括（　　）、（　　）、（　　）、（　　）、黑色蔬菜、白色蔬菜。

二、简答题

1. 谷类的营养价值有哪些？
2. 坚果的营养价值有哪些？
3. 菌类的营养价值有哪些？
4. 常见的菌类有哪些种？

任务三　畜禽肉类食品的营养价值

任务目标

- 了解猪肉的营养价值及烹制技巧。
- 了解牛肉的食用价值。
- 了解羊肉的食用价值。
- 了解禽肉的营养价值及食用禁忌。

任务案例

吃哪种肉类比较好呢？

“吃四条腿的不如两条腿的，吃两条腿的不如没有腿的。”这句话的意思是吃“四条腿”的牛、羊、猪的肉不如吃鸡、鸭、鹅等禽类的肉，吃禽类的肉不如吃鱼肉，这是营养专家对人类食肉方式给出的建议。各种肉类都有特定的口味和营养特点，都可作为美味佳肴。目前，我国很多地区仍以畜肉，特别是猪肉为主要进食的肉类。猪肉的蛋白质含量较高，但其脂肪以饱和脂肪酸为主，过多进食不利于减肥和降低血脂。所谓“两条腿”的主要指鸡、鸭、鹅、鹌鹑等禽肉，其不饱和脂肪酸含量较大，又易于消化吸收，是良好的肉类食品。“没有腿” 的主要指鱼类，也包括其他水产品，这些肉类所含的蛋白质容易被消化吸收，其所含的脂肪中不饱和脂肪酸，尤其是多不饱和脂肪酸量大，对身体较为有利。

从营养学角度来说，饮食讲究的是少食多餐的原则，只有当摄入的食物种类够杂时，才能使营养均衡，不是因为某一种食物营养好而盲目摄入很多。

想一想：

(1) 你经常食用的肉类有哪些?

(2) 你认为哪些肉类营养价值更高些?

案例分析： 五畜指牛、羊、猪、鸡、犬等，其肉是人体优质蛋白质的供应者，含有人体必需的氨基酸，并能供给铁、铜、锌等微量元素。“五畜为益” 是指牛、羊、猪、鸡、犬等禽畜肉食对人体有补益作用，能增补五谷主食营养之不足，是平衡饮食食谱的主要辅食。

知识探究

畜肉类是指猪、牛、羊等牲畜的肌肉、内脏及其制品，主要提供蛋白质、脂肪、无机盐和维生素。动物因其种类、年龄、肥瘦程度及部位的不同，营养素的分布有差异，肥瘦不同的肉中，其脂肪和蛋白质的含量变动较大，动物内脏脂肪含量少，蛋白质、维生素、无机盐和胆固醇含量较高。畜肉类食品经适当加工烹调后不仅味道鲜美、饱腹作用强，而且易于被人体消化吸收。

一、畜肉类的营养

肉类蛋白质含量丰富，一般在 10%~20%。瘦肉比肥肉的蛋白质含量多。肉类食品所含的蛋白质是优质蛋白质，其含有的必需氨基酸不仅全面、数量多，而且比例恰当，接近于人体的蛋白质，容易消化吸收。

肉类的脂肪含量平均在 10%~30%，主要是各种脂肪酸和甘油三酯，还有少量卵磷脂、胆固醇、游离脂肪酸及脂溶性色素。肉类脂肪可为人体提供较多的热量，如 100 g 肥猪肉可为人体提供热量 3472. 72 kJ。

肉类含有 1%左右无机盐，瘦肉中较多，特别是脏器内的含量很丰富，如 100 g 猪肝中含铁 25 mg，牛肝含 5 mg。

肉类含有较多的维生素 B_1、维生素 B_2、烟酸等营养成分，如每 100 g 猪肉（肥瘦相间）含维生素 B_1 为 0. 53 mg、维生素 B_2 为 0. 12 mg、烟酸为 4. 2 mg。脏器含量更高，尤其是肝脏，每100 g猪肝约含维生素 B_2 为 2. 11 mg，比鸡肉中多 15~20 倍，烟酸含量为 16. 2 mg，比鸡肉多 4~5 倍。牛、羊肝中的维生素 B_1 含量也比鸡肉组织中多 5~6 倍。此外，肝脏中还含有叶酸、维生素 B_1、维生素 B_2、维生素 A 和维生素 D 等，如每 100 g 猪肝含维生素 A 8700 IU、羊肝为 29900 IU。肉类的含糖量较低，平均只有 1%~5%。按照中医理论，猪肉性微寒、有解热功能，补肾气虚弱；牛肉性温，可滋养脾胃、强健筋骨；羊肉性热，适于体虚胃寒的人食用。

肉类经烹调后，可制成多种多样的美味佳肴，又有浓郁的香味和鲜美的味道，例如烧鸡等，可大大提高食欲。

二、常见的畜肉

（一）猪肉

1. 猪肉简介

猪肉（图 2-3-1）又名豚肉，是猪科动物家猪的肉。其性平，味甘咸，含有丰富的蛋白质及脂肪、糖类、钙、铁、磷等营养成分。猪肉是日常生活的主要副食品，具有补虚强身、滋阴润燥、丰肌泽肤的作用，凡病后体弱、产后血虚、面黄肌瘦者，皆可用之作营养滋补之品。

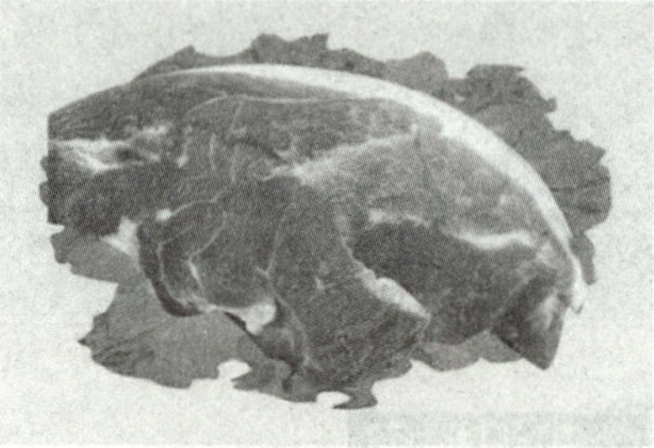

图 2-3-1　猪肉

猪肉作为餐桌上重要的动物性食品之一，因其纤维较为细软，结缔组织较少，肌肉组织中含有较多的肌间脂肪，因此经过烹调加工后肉味特别鲜美。

2. 猪肉的烹制技巧

(1) 猪肉不宜长时间泡水。

(2) 猪肉要斜切，猪肉的肉质比较细、筋少，斜切既可使其不破碎，吃起来又不塞牙。

(3) 猪肉一般用冷水清洗，不宜用热水清洗，热水会热解掉猪肉中的肌溶蛋白，影响食用口感。

(4) 猪肉中有时会有寄生虫，生吃或料理不完全时，可能会在肝脏或脑部寄生有钩绦虫，所以猪肉应煮熟。

(5) 食用猪肉后不宜大量饮茶，茶叶的鞣酸会与蛋白质合成具有收敛性的鞣酸蛋白质，使肠蠕动减慢，影响消化。

3. 适宜人群

宜食：一般人都可食用，成年人每天食用 80~100 g，儿童每天食用 50 g 即可。其适宜阴虚、头晕、贫血、大便秘结、营养不良之人，燥咳无痰的老人，产后乳汁缺乏的妇女及青少年、儿童食用。

忌食：体胖、多痰、舌苔厚腻者慎食；患有冠心病、高血压、高血脂者忌食肥肉；凡有风邪偏盛之人应忌食猪头肉。

4. 猪肉的营养价值

在畜肉中，猪肉的蛋白质含量最低，脂肪含量最高。瘦猪肉的蛋白质含量较高，每100 g可含高达29 g的蛋白质，含脂肪6 g，经煮炖后，猪肉的脂肪含量还会降低。猪肉还含有丰富的B族维生素，食用后可以使身体感到更有力气。猪肉能提供人体必需的脂肪酸，还可提供血红素（有机铁）和促进铁吸收的半胱氨酸，能改善缺铁性贫血。

（二）牛肉

1. 牛肉简介

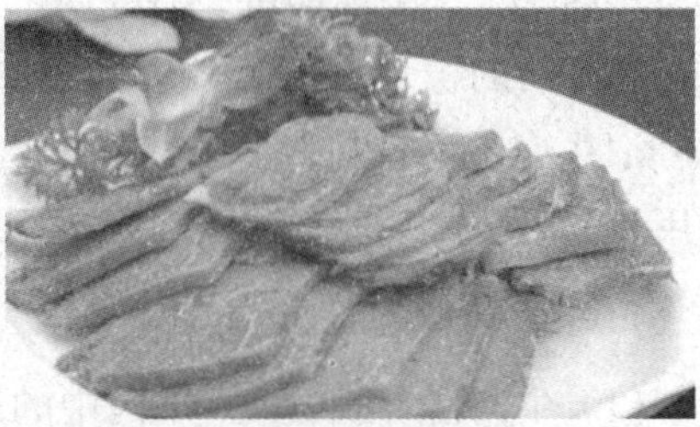

图 2-3-2　牛肉

牛肉（图 2-3-2）指从牛身上获得的肉，为常见的肉品之一，来源可以是奶牛、公牛、小母牛，牛的肌肉部分可以切成牛排、牛肉块或牛仔骨，也可以与其他的肉混合做成香肠或血肠，其他可食用的部位还有牛尾、牛肝、牛舌、牛百叶、牛胰腺、牛胸腺、牛心、牛脑、牛肾、牛鞭，牛肠也可以吃，不过常用来做香肠衣，牛骨则可用作饲料使用。

牛肉是世界第三消耗肉品，约占肉制品市场的25%，落后于猪肉（38%）和家禽（30%），美国、巴西和中国是世界消费牛肉前三的国家。世界上最大的牛肉出口国包括印度、巴西、澳大利亚和美国，牛肉制品对于巴拉圭、阿根廷、爱尔兰、墨西哥、新西兰、尼加拉瓜、乌拉圭的经济有重要影响。

2. 牛肉的烹制方法

中式菜肴中有孜然牛肉、青椒牛肉、干拌牛肉、拌麻辣牛肉、白切牛肉、炝肉丝莴笋、牛肉冻、凉拌牛肉片、热牛肉拌双丝、川味红牛肉丝、嫩炒牛肉片、银丝牛肉、菜远牛肉、香草红汁牛肉、咖喱牛肉、滑蛋炒牛肉、番茄牛肉汤、土豆烧牛肉、酱牛肉、百合牛肉、干锅带皮牛肉、腰果炒牛肉、生拌牛肉丝等。

西式菜肴中有牛肉串、牛肉卷、威灵顿牛柳、尖椒牛肉条、日式牛肉、咖喱牛肉丸、牛柳熏肉卷、绿椒牛柳卷、椒牛肉卷、红酒烩牛舌、小牛排、墨西哥牛肉、黑椒牛排、菲力牛排、火腿牛仔肠、迷你汉堡、牛尾汤、铁板牛扒、牛排、沙朗牛排、牛肋骨、瑞士牛排、西冷配青椒汁、黑椒牛柳粒、冬阴功牛尾、丁骨牛排等。

3. 牛肉的食用禁忌

（1）不宜食用反复加热或冷藏加温的牛肉食品。

（2）内热盛者禁忌食用。

（3）不宜食用熏、烤、腌制之品。

（4）不宜用不适当烹制方法烹制食用。

（5）不宜食用未摘除甲状腺的牛肉。

（6）不宜使用炒其他肉食后未清洗的炒菜锅炒食牛肉。

（7）与猪肉、白酒、韭菜、薤（小蒜）、生姜同食，易致牙龈炎症。

（8）不宜与牛膝、仙茅同用。

（9）服氨茶碱时禁忌食用。

（10）严格的素食主义者不食用动物食品。

（11）有皮肤病、肝病、肾病的人最好不要吃牛肉。

食用牛肝的禁忌：忌与鲍鱼、鲶鱼同食；不宜与富含维生素 C 的食物同食；心脏病者不能多吃。

一周吃一次牛肉即可，不可食之太多，另外，牛脂肪更应少食，否则会增加体内胆固醇和脂肪的积累量。新鲜牛肉每日可食 80～100 g；速冻牛肉配合其他菜可以配用 120 g；牛肉干不宜过多食用，每日食用量最好不超过 50 g；腌制牛肉，经过烹饪，每日食用 80 g 即可。

4. 牛肉的食用价值

（1）牛肉富含肌氨酸。牛肉中的肌氨酸含量比任何食品都高，它对增长肌肉、增强力量特别有效。在进行运动训练的前几秒里，肌氨酸是肌肉燃料之源，有效补充腺嘌呤核苷三磷酸腺苷，在训练中能坚持得更久。

（2）牛肉含维生素 B_6。牛肉含有丰富的维生素 B_6，可增强免疫力，促进蛋白质的代谢和合成，从而有助于运动训练后身体的恢复。

（3）牛肉含肉毒碱。鸡肉、鱼肉的肉毒碱和肌氨酸的含量很低，但其在牛肉中的含量却很高。肉毒碱主要用于支持脂肪的新陈代谢，产生支链氨基酸，是对增长肌肉起重要作用的一种氨基酸。

（4）牛肉含钾和蛋白质。钾的水平低会抑制蛋白质的合成及生长激素的产生，影响肌肉生长。牛肉中富含蛋白质，约 113. 4 g 瘦牛里脊含 22 g 优质的蛋白质。

（5）牛肉是亚油酸的低脂肪来源。牛肉中脂肪含量很低，却富含结合亚油酸，其作为潜在的抗氧化剂可以有效对抗组织损伤。另外，亚油酸还可以作为抗氧化剂保持肌肉块，维持健美的形体。

（6）牛肉含锌、镁。锌是一种有助于合成蛋白质、促进肌肉生长的抗氧化剂。锌与谷氨酸盐和维生素 B_6 共同作用能增强免疫系统。镁可支持蛋白质的合成、增强肌肉力量，更重要的是可提高胰岛素合成及代谢的效率。

（7）牛肉含铁。铁是造血所必需的矿物质。与鸡、鱼、火鸡肉中较低的铁含量形成对比的是，牛肉的含铁量丰富。

（8）牛肉含丙氨酸。丙氨酸的作用是从饮食的蛋白质中产生糖分。若对糖类的摄取量不足，则丙氨酸能够供给肌肉所需的能量以缓解不足。这种氨基酸最大的好处就在于它能够把肌肉从供给能量这一重负下解放出来。

（9）牛肉含维生素 B_{12}。维生素 B_{12} 对红细胞的产生起到至关重要的作用。红细胞的作用是将氧带给肌肉组织，而维生素 B_{12} 能促进支链氨基酸的新陈代谢，供给身体进行高强度运动训练所需的能量。

（三）羊肉

1. 了解羊肉

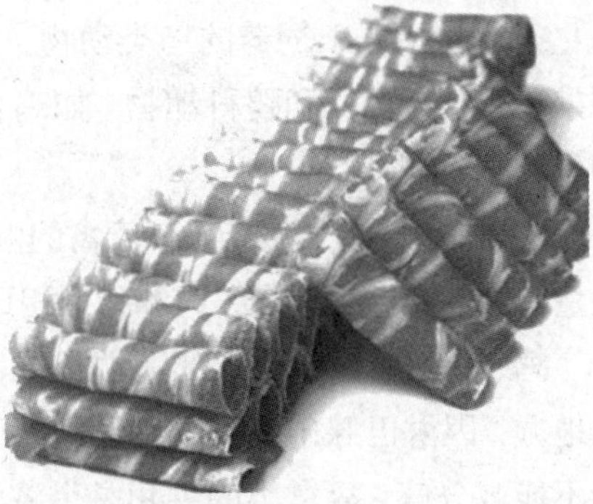

图 2-3-3 羊肉

羊肉（图 2-3-3）性温，有山羊肉、绵羊肉、野羊肉之分，古时称羊肉为羖肉、羝肉、羯肉。食用羊肉既能御风寒，又可补身体，最适宜于冬季食用，故被称为冬令补品，深受人们的喜爱。

2. 羊肉的营养分析

羊肉肉质鲜嫩，营养价值高，凡肾阳不足、腰膝酸软、腹中冷痛、虚劳不足者皆可用它作食疗品。羊肉营养丰富，对肺结核、气管炎、哮喘、贫血、产后气血两虚、腹部冷痛、体虚畏寒、营养不良、腰膝酸软、阳痿早泄，以及一切虚寒病症均有很大裨益。

3. 羊肉的食疗价值

（1）秋天吃羊肉补肝明目。羊肉有益血、补肝、明目之功效，对治疗产后贫血、肺结核、夜盲、白内障、青光眼等症有很好的效果。羊奶与牛奶相比，其富含更多脂肪和蛋白质，是肾病病人理想的食品之一，也是体虚者的天然补品。

（2）秋天吃羊肉增强抗病能力。羊肉富含蛋白质和维生素，且肉质细嫩，容易被消化。多吃羊肉能提高身体素质，提高抗疾病能力，所以人们常说："要想长寿、常吃羊肉。"

（3）秋天吃羊肉滋补身体。在秋冬季节，人体的阳气潜藏于体内，所以身体容易出现手足冰冷、气血循环不良的情况。中医认为，羊肉味甘而不腻，性温而不燥，具有补肾、暖中祛寒、温补气血、开胃健脾的功效，所以秋冬季节吃羊肉既能抵御风寒，又可滋补身体。

（4）秋天吃羊肉温中健脾。常吃羊肉可益气补虚，促进血液循环，增强身体抵抗力。羊肉还可增加消化酶，保护胃壁，有助于消化。中医认为，羊肉具有补精血、益虚劳、温中健脾、补肾壮阳、养肝等功效。对虚劳羸瘦、腰膝酸软、脾胃虚弱、食少反胃、头眩明目、肾阳不足、气血亏虚、寒疝、产后虚冷、缺乳等症有良效，尤其适合老年人、体虚者食用。

4. 羊肉的吃法

羊肉的吃法有很多，如爆、炒、烤、烧、酱、涮等，不一而足，但因为它有一股令人不快的膻味而受到一部分人的冷落。建议在烹调羊肉时，加入适量的料酒和生姜，这样不仅可以去膻气，而且能保持羊肉原有的风味。

参考的药膳有附子烧羊肉、羊肉萝卜汤、羊肉小麦生姜粥、参芪归姜羊肉羹、红烧羊肉汤、仲景羊肉汤、当归生姜羊肉汤等。

三、禽类肉

家禽是指人工饲养的鸟类动物，主要为了获取其肉、卵和羽毛，除了食用也有其他用处。一般为雉科和鸭科动物，如鸡、鸭、鹅等，也有其他科的鸟类，如火鸡、鸽、鹌鹑和各种鸣禽。

家禽的肉、蛋营养丰富。家禽的肉富含蛋白质，同时也含有丰富的磷和其他矿物质及大量的B族维生素。与牛肉和猪肉相比，家禽的肉脂肪更低，同时家禽的肝富含维生素A。

鸡、鸭、鹅等禽类臂部上端长尾羽的部位学名腔上囊，又称尖翅，是淋巴腺体集中的地方，因淋巴腺中的巨噬细胞可吞食病菌和病毒，即使是致癌物质也能被其吞食，但却不能被分解，故禽类的尖翅是个藏污纳垢的“仓库”。

（一）鸡肉

1. 了解鸡肉

鸡肉（图2-3-4）指鸡身上的肉。鸡的肉质细嫩，滋味鲜美，并富有营养，有滋补养身的作用。鸡肉不但适于热炒、炖汤，而且还比较适合冷食凉拌。

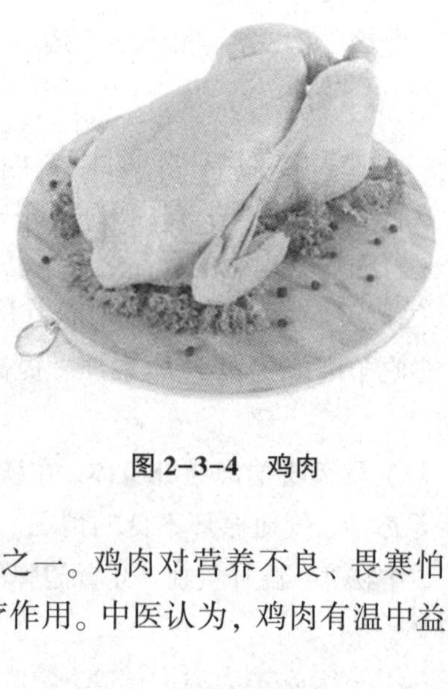

图2-3-4　鸡肉

2. 鸡肉的营养价值

鸡肉含有维生素C、维生素E等，蛋白质的种类多且含量较高，而且消化率高，很容易被人体吸收利用，有增强体力、强壮身体的作用。另外，鸡肉含有对人体生长发育有重要作用的磷脂类，是中国人膳食结构中脂肪和磷脂的重要来源之一。鸡肉对营养不良、畏寒怕冷、乏力疲劳、月经不调、贫血、虚弱等症有很好的食疗作用。中医认为，鸡肉有温中益气、补虚填精、健脾胃、活血脉、强筋骨的功效。

3. 饮食禁忌

（1）食用时不应饮汤弃肉。

（2）禁忌食用多龄鸡头。

（3）禁忌食用鸡臀尖。

（4）不宜与兔肉同时食用。

（5）不宜与鲤鱼同时食用。因为鸡肉甘温，鲤鱼甘平；鸡肉补中助阳，鲤鱼下气利水，两者性味不反但功能相乘。

（6）不宜与李子同时食用，容易导致腹泻。

（7）不宜与大蒜同食。大蒜性温味辛，主下气消谷，除风、杀毒。而鸡肉甘酸温补，两者功用相左，且蒜气熏臭，从调味角度讲，也与鸡肉不合。

（8）不宜与芥末同食。这两种食物如果同食会伤元气。因为芥末是热性之物，鸡属温补之品，恐助火热，无益于健康。

（二）鸭肉

1. 了解鸭肉

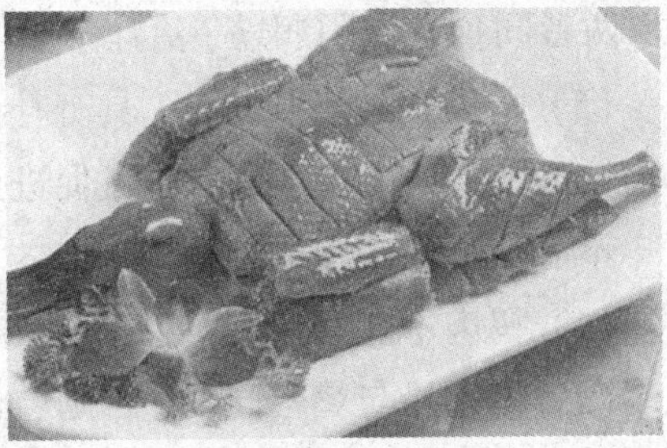

图 2-3-5　鸭肉

鸭属脊索动物门、鸟纲雁形目、鸭科动物，是由野生绿头鸭和斑嘴鸭驯化而来。其中鸭主要分两种：一种为番鸭，又名瘤头鸭、洋鸭，在繁殖季节，公鸭能散发出浓烈的麝香气味，所以又称麝香鸭；另一种为水鸭，又名蚬鸭，学名绿头鸭，古代称为野鸭、晨鸭等。

鸭肉（图 2-3-5）是一种美味佳肴，适于滋补，是各种美味名菜的主要原料。鸭肉的蛋白质含量比畜肉含量高得多，脂肪含量适中且分布较均匀，其菜品都十分美味。

2. 鸭肉的营养价值

鸭肉性寒、味甘、咸，归脾、胃、肺、肾，可大补虚劳、滋五脏之阴、清虚劳之热、补血行水、养胃生津、止咳自惊、消螺蛳积、清热健脾、虚弱浮肿。可治身体虚弱、病后体虚、营养不良性水肿等症。

鸭肉的营养价值很高，其蛋白质含量比畜肉高得多，脂肪、糖类含量适中，特别是脂肪均匀地分布于全身组织中。鸭肉中的脂肪酸主要是不饱和脂肪酸和低碳饱和脂肪酸，饱和脂肪酸含量明显比猪肉、羊肉少。有研究结果表明，鸭肉中的脂肪不同于黄油或猪油，其饱和脂肪酸、单不饱和脂肪酸、多不饱和脂肪酸的比例均接近理想值。其化学成分近似橄榄油，有降低胆固醇的作用，对防治心脑血管疾病有益，对于担心摄入太多饱和脂肪酸会导致动脉粥样硬化的人群来说尤为适宜。

鸭肉所含 B 族维生素和维生素 E 较其他肉类多，能有效抵抗脚气、神经炎和多种炎症，还能抗衰老。鸭肉中还含有较为丰富的烟酸，它是构成人体两种重要辅酶的成分之一。

3. 适宜人群

（1）适用于体内有热、上火的人食用，低热、体质虚弱、食欲不振、大便干燥和水肿的人食之更佳。同时适宜营养不良、产后病后体虚、盗汗、遗精、妇女月经少、咽干口渴者食用，还适宜癌症患者及放疗化疗后、糖尿病、肝硬化腹水、肺结核、慢性肾炎浮肿者食用。

（2）对于身体虚寒，及因受凉引起的不思饮食、胃部冷痛、腹泻清稀、腰痛及寒性痛经以及肥胖、动脉硬化、慢性肠炎的人群应少食，感冒患者也不宜食用。

4. 鸭肉的食用

可以与鸭肉同食的食物如下。

（1）鸭肉宜与山药同食，可降低胆固醇、滋补身体。

（2）鸭肉和酸菜同食可以清肺养胃、滋阴补肾、消肿利水。

（3）鸭肉适合和红豆一起吃，具有利尿解毒的功效。

（4）鸭肉和沙参同食有补血滋阴之功效；沙参性微寒，有滋阴养胃、生津清肺之功效，两者同食有滋阴润燥、治疗干咳等作用。

（5）鸭肉宜与当归同食，具有补血作用。

（6）鸭肉宜与白菜同食，可促进血液中胆固醇的代谢。

不能与鸭肉同食的食物如下。

（1）鸭肉不能和兔肉、杨梅、核桃、木耳、胡桃、大蒜、荞麦一起吃。

（2）鸭肉忌与鸡蛋同食，否则会伤元气。

（3）鸭肉也不能和鳖肉一起吃，会使人阴盛阳虚、水肿、泄泻。

（三）鸽肉

1. 了解鸽肉

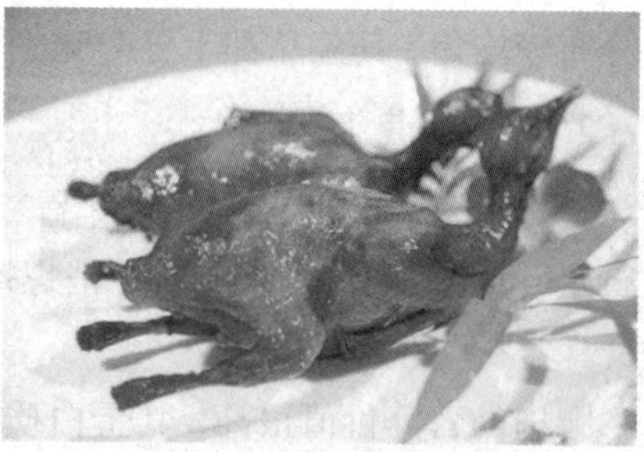

图 2-3-6　鸽肉

鸽是十分常见的鸟类，是鸽形目、鸠鸽科数百种鸟类的统称。平常所说的鸽子只是鸽属中的一种，即家鸽，家鸽中最常见的是信鸽，主要用于通信和竞翔。鸽子和人类伴居已经有上千年的历史，考古学家发现的第一幅鸽子图像来自公元前 3000 年的美索不达米亚，现于伊拉克境内。

肉鸽已成为“四大家禽”（另外三种为鸡、鸭、鹅）之一，鸽肉（图 2-3-6）又名白凤，肉质鲜美，营养丰富，著名的乌鸡白凤丸就是用乌鸡和鸽子为原料制成的。

2. 鸽肉的营养价值

鸽肉所含的钙、铁、铜等矿物质及维生素 A、维生素 B、维生素 E 等都比鸡、鱼、牛、羊肉的含量高。鸽肝中含有最佳的胆素，可以帮助人体很好地利用胆固醇，防止动脉硬化。鸽肉里还含有丰富的泛酸，对防止脱发、白发和未老先衰等都有很好疗效。鸽肉里还含有丰富的软骨素，可增加皮肤弹性，改善血液循环，还能加快伤口愈合。

鸽肉不但营养丰富，而且有一定的保健功效，能防治多种疾病。《本草纲目》中记载：“鸽羽色众多，唯白色入药”，从古至今，中医学都认为鸽肉有补肝壮肾、益气补血、清热解毒、生津止渴等功效。现代医学认为鸽肉能够壮体补肾、健脑补神、提高记忆力、降低血压、调整人体血糖、养颜美容、延年益寿等。

3. 鸽肉的食用禁忌

（1）鸽肉忌同猪肉一起食用，会导致气滞。

（2）鸽子汤不能和热性的食物一起食用，容易上火。同时，切忌与牛、羊肉等热性食物一起食用。

(3) 孕妇及发热、燥热的人不宜吃鸽肉。

(4) 消化不良和食积胃热者不宜吃鸽肉。

(5) 高血压和有痔疮的人不宜吃鸽肉。

(四) 鹅肉

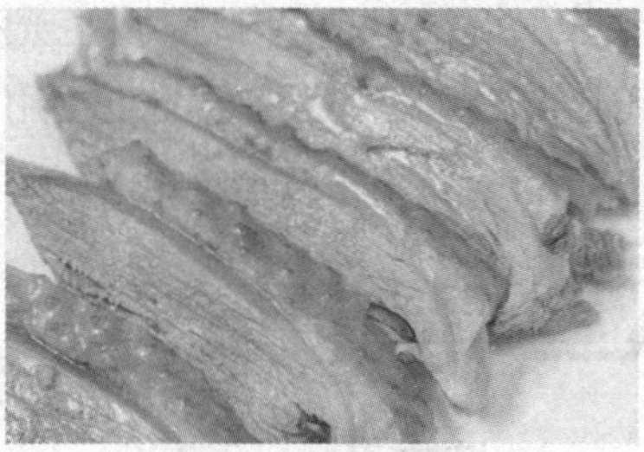

图 2-3-7 鹅肉

1. 了解鹅肉

鹅是鸟纲、雁形目、鸭科动物的一种。鹅肉（图 2-3-7）含有人体生长发育所必需的各种氨基酸。从生物学价值上来看，鹅肉是全价蛋白质、优质蛋白质。鹅肉不仅脂肪含量低，而且品质好，不饱和脂肪酸的含量高，特别是亚麻酸含量均超过其他肉类，对人体健康有利。鹅肉脂肪的熔点很低，质地柔软，容易被人体消化、吸收。

2. 鹅肉的营养价值

鹅肉营养丰富，富含人体必需的多种氨基酸、蛋白质、多种维生素、烟酸、糖、微量元素，并且脂肪含量很低，不饱和脂肪酸含量高，对人体健康十分有利。鹅肉的蛋白质含量很高，据测定，其含量比鸭肉、鸡肉、牛肉、猪肉的蛋白质含量都高。同时鹅肉于 2002 年被联合国粮食及农业组织列为 21 世纪重点发展的绿色食品之一。

中医认为，鹅肉味甘平，有补阴益气、暖胃开津、祛风湿防衰老之效，是中医食疗之上品。鹅肉适宜身体虚弱、气血不足、营养不良之人食用。凡经常口渴、乏力、气短、食欲不振者，可常喝鹅汤、吃鹅肉。另外，鹅肉对治疗感冒、急慢性气管炎、慢性肾炎、老年浮肿、肺气肿、哮喘、痰壅有良效，尤其适合在冬季进补。

3. 鹅肉的饮食禁忌

(1) 不宜与鸭梨同食，同食容易使人患热病发热。

(2) 忌与鸡蛋同食，同食会伤元气。

(3) 忌与茄子同食，同食会伤肾脏。

知识链接

挑选肉类的技巧

选购时，要到大型的超市或者大型的农贸市场设有专门的冷冻柜台或者冷冻区域的地方购买。

选购肉类前要了解各种肉的保质期，如畜肉的保质期相对更长，禽肉的保质期相对更短。回家后要立即将其放入冰箱冷冻室冷冻。

活杀的刀口平整，表皮细腻均匀，富有弹性，肉质有光泽；死宰的颜色暗淡，表皮粗糙，肉质颜色不均匀，有血斑等现象。要仔细观察，新鲜的肉类有光泽，颜色不发暗不发黑，表面湿润，组织均匀，皮色光亮。太干的肉不新鲜，太湿的肉有可能是注水肉；要仔细闻，新鲜的肉类没有异味；要用手摸一摸，鲜香的肉类表面不粘手，也不干燥，有很自然的水分；要用手按压肉类，新鲜的肉类有弹性，按压后立即回复原状。

思考与练习

一、填空题

1. 猪肉又名（　　　　）肉，是猪科动物家猪的肉。其性平，味甘咸，含有丰富的（　　　　）、（　　　　）、（　　　　）、（　　　　）、铁、磷等营养成分。

2. 其他部位可食用的还有（　　　　）、（　　　　）、牛舌、牛百叶、牛胰腺、牛胸腺、（　　　　）、（　　　　）、（　　　　）、牛鞭，牛肠也可以吃，不过常用来做香肠衣，（　　　　）可用作饲料使用。

3. 羊肉的吃法很多，（　　　　）、（　　　　）、（　　　　）、烧、酱、涮等不一而足。

4. 肉鸽已成为“四大家禽”之一，鸽肉又名（　　　　），肉质鲜美，营养丰富，著名的乌鸡白凤丸就是用乌鸡和鸽子为原料制成的。

二、简答题

1. 宜与鸭肉同食的食物有哪些？
2. 食用鸡肉的禁忌有哪些？
3. 鸽肉的营养价值。
4. 鹅肉的饮食禁忌。

任务四　水产品的营养价值

任务目标

- 了解水产品的种类。
- 掌握各种水产品的营养价值。
- 常见的水产品。

任务案例

小龙虾的危害

小龙虾在世界各地都有养殖，并且形成了数量巨大的野外种群。中国于20世纪30—40年代从日本引进，日本则在更早时从美国引进，主要将其作为食物和宠物。小龙虾常常被混养在农作物（如水稻）田中。不需要人工孵化，一旦在池塘内投放了原种，便可实现自我维持，收获后则不需要再投放原种。小龙虾能在临时性水体中生存，且食性广泛，建立种群的速度极快，易于扩散，对当地鱼类、甲壳类、水生植物极具威胁，容易破坏当地食物链。其取食作物的根系而直接对作物（尤其是水稻等水生、半水生作物）和天然植被产生灾害性破坏；其筑穴会引起灌溉用水的流失及田地破坏；由于螯虾食性很杂，对鱼苗发育和1龄鱼种培育有一定程度的影响，并危害人工繁育的幼蚌。

想一想：

（1）你经常吃小龙虾吗？小龙虾有哪些食用方法？

（2）除了小龙虾，你还经常食用哪些水产品？

（3）既然小龙虾有如此多危害，为什么人们还是喜欢食用小龙虾呢？

案例分析：小龙虾是甲壳纲、十足目、螯虾科的水生动物。其学名克氏原螯虾，也称红螯虾和淡水小龙虾，是淡水经济虾类，因肉味鲜美而广受人们欢迎。其因杂食性、生长速度快、适应能力强而在当地生态环境中形成绝对的竞争优势。小龙虾体内的蛋白质含量很高，且肉质松软，易消化，是身体虚弱及病后需要补充营养的人极好的食物；虾肉还富含镁、锌、碘、硒等，镁对心脏活动具有重要的调节作用，能保护心血管系统，减少血液中胆固醇含量，防止动脉硬化，同时还能扩张冠状动脉，有利于预防高血压及心肌梗死。小龙虾中还含有虾青素，虾青素是一种很强的抗氧化剂，日本大阪大学的科学家发现，虾青素有助消除因时差反应而产生的“时差症”。另外，小龙虾还可入药，能化痰止咳，促进手术后的伤口生肌愈合。

知识探究

一、水产品的种类

水产品（图2-4-1）是海洋和淡水渔业生产的水产动植物产品及其加工产品的总

称，包括捕捞和养殖生产的鱼、虾、蟹、贝、藻类、海兽等鲜活品及经过冷冻、腌制、干制、熏制、熟制、罐装和综合利用的加工产品。水产品营养丰富，风味各异。

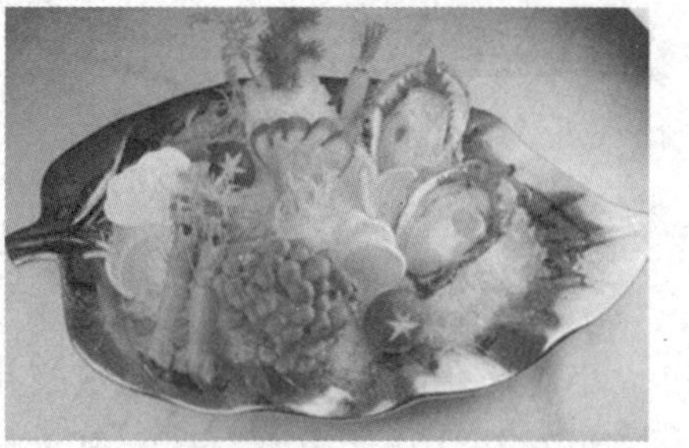

图 2-4-1　水产品

二、水产品的营养价值

鱼类、虾、蟹等含有丰富的蛋白质，含量可高达 15%～20%；鱼翅、海参、干贝等水产品的蛋白质含量在 70%以上。另外，鱼类所含蛋白质的必需氨基酸组成与人体中的蛋白质组成类似，因此营养价值较高，属于优质蛋白。鱼肉的肌纤维比较纤细，组织蛋白的结构松软，含水量较多，所以肉质细嫩，易为人体消化吸收，比较适合病人、老年人和儿童食用。

鱼类、虾、蟹等水产品脂肪量含量很低，仅为1%～10%，多数为1%～3%，并且多由不饱和脂肪酸组成，易被消化，不易引起动脉硬化，更适合老年人及心血管病人食用。鱼类脂肪含有极丰富的维生素 A 和维生素 D，特别是鱼肝中的含量更为丰富，鱼肉中还含有一定量的烟酸、维生素 B_1，更有益人类的健康。鱼类的矿物质含量为 1%～2%，磷含量最高。此外，还含有钙、钠、镁、钾、氯等矿物质。鱼类的碘含量较多，是治疗碘缺乏症的天然良好食物。

三、常见的水产品

1. 虾

虾（图 2-4-2）是一种生活在水中的节肢动物，属节肢动物甲壳类，种类很多，包括南极红虾、青虾、河虾、草虾、对虾、明虾、龙虾等。虾具有很高的营养价值，可通过蒸、炸等方式食用，还可以用作中药材。

虾的营养丰富，且肉质松软，易消化，适合身体虚弱以及病后需要调养的人食用。虾中含有丰富的镁，镁对心脏活动具有重要的调节作用，能很好地保护心血管系统，可减少血液中胆固醇含量，防止动脉硬化，同时还能扩张冠状动脉，有利于预防高血压及心肌梗死。

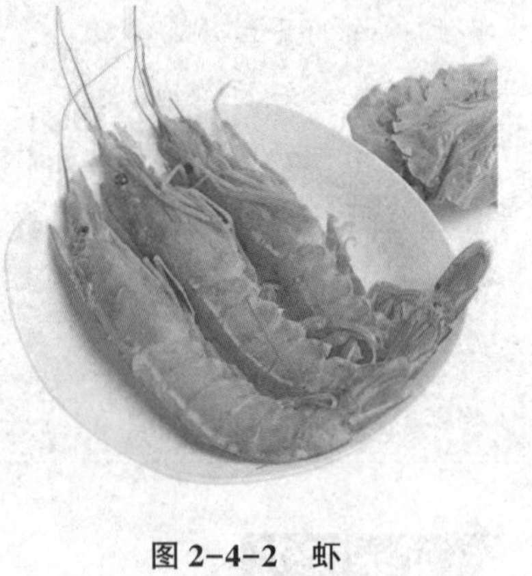

图 2-4-2　虾

2. 鱼

鱼类（图 2-4-3）是最古老的脊椎动物，它们几乎栖居于地球上所有的水生环境中，世界上现存已发现的鱼类约 3.2 万种。

鱼类的蛋白质含量为猪肉的 2 倍，属于优质蛋白，人体吸收率高。鱼中含有丰富的硫胺素、核黄素、烟酸、维生素 D 和一定量的钙、磷、铁等矿物质。鱼肉的脂肪含量虽低，但其中的脂肪酸被证实有降糖、护心和防癌的作用，其中的维生素 D、钙、磷等能有效地预防骨质疏松症。

鱼类的脂肪含有不饱和脂肪酸，具有抗动脉粥样硬化的作用，所以对防治心脑血管疾病、增强记忆力、保护视力、消除炎症颇有益处。但鱼并非吃得越多越好，这是由于鱼的脂肪酸中含有大量的二十碳五烯酸，它能抑制血小板的凝聚，长期过量食用会使血小板凝聚性降低而引起各种自发性出血，如脑溢血等。

3. 蟹

蟹（图 2-4-4）是所有短尾族和歪尾族的通称。世界上约有 4700 种，中国约有 800 种，常见的有关公蟹、梭子蟹、溪蟹、招潮蟹、绒螯蟹等属。歪尾次目中的瓷蟹、蝉蟹、拟石蟹、寄居蟹、椰子蟹等属虽也称为蟹，但与短尾次目中真正的蟹类不同。

蟹含有丰富的蛋白质、微量元素等，对身体有很好的滋补作用。研究结果发现，蟹还有抗结核作用，吃蟹对结核病的康复大有裨益。一般认为，药用以淡水蟹为好，海水蟹只可供食用。

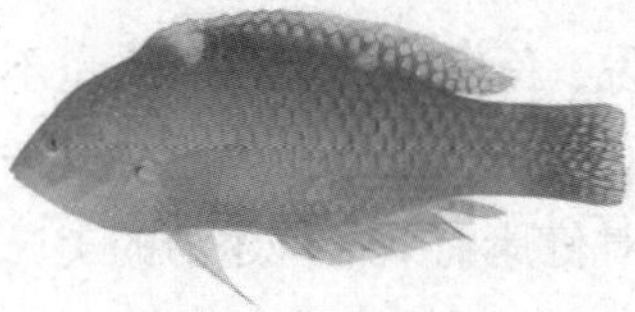

图 2-4-3 鱼

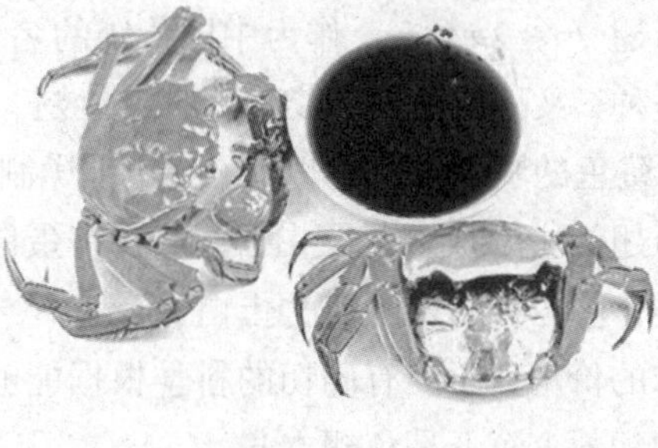

图 2-4-4 蟹

4. 海参

海参（图 2-4-5）属棘皮动物门、海参纲，是无脊椎动物。全球有 900 多种，我国约有 140 种，其中印度洋、西太平洋海区是世界上海参种类最多、资源量最大的区域。我国海参分布在温带区和热带区，温带区主要在黄渤海域，主要经济品种是刺参，也是我国最为知名的海参种类；热带区主要在广西、广东和海南沿海，主要经济品种有梅花参等，其中西沙群岛、南沙群岛和海南岛是我国热带海参的主要产地。海参在各类山珍海味中位尊“八珍”，具有多种补益养生功能。

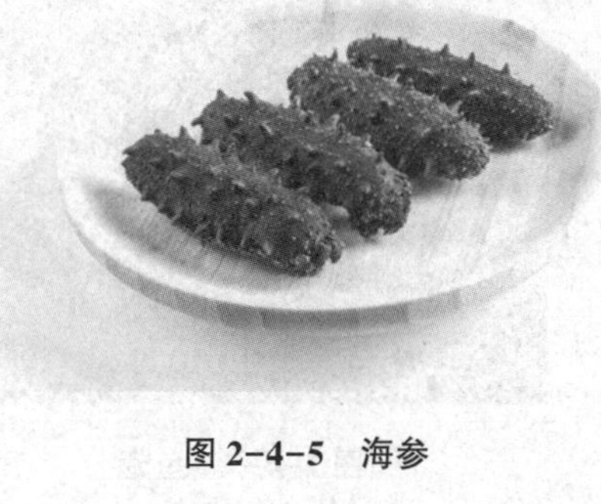

图 2-4-5 海参

海参高蛋白、低脂肪、低糖，不仅富含各种人体必需的氨基酸、维生素、必需脂肪酸，以及常量和微量元素，而且含有 18 种氨基酸，其中甘氨酸、精氨酸和谷氨酸的含量远远高于其他氨基酸。海参体内含有维生素 A、维生素 B_1、维生素

B_2、维生素 B_6、维生素 D、维生素 E 和维生素 K 等 7 种维生素。海参所含的必需脂肪酸种类齐全，且富含人体必需的常量和微量元素，其微量元素中铁、锌的含量明显高于其他元素。

5. 鱼肚

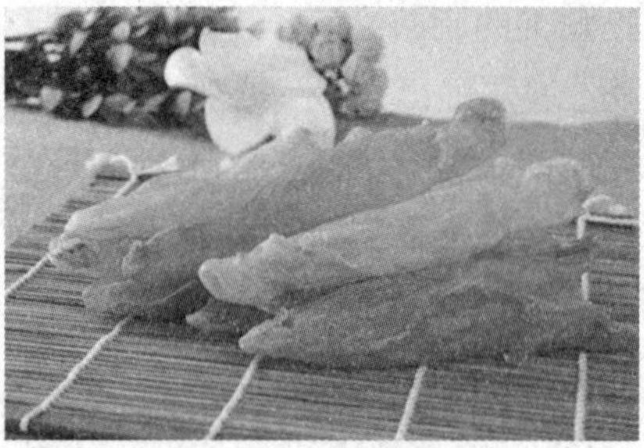

图 2-4-6 鱼肚

鱼肚（图 2-4-6）又名鱼胶、白鳔、花胶、鱼鳔。鱼肚有黄鱼肚、回鱼肚、鳗鱼肚等，主要产于我国沿海及南洋群岛等地。鱼肚是鱼的鳔，经剖制晒干而成，属“四大海味”之一，近代被列入“八珍”之一。鱼肚也是入菜的经典食料。

鱼肚味甘、性平，入肾、肝经，具有补肾益精、滋养筋脉、止血、散瘀、消肿之功效，可用于治疗肾虚滑精、产后风痉、破伤风、吐血、血崩、创伤出血、痔疮等症。鱼肚含有丰富的蛋白质、胶质、磷质及钙质，食疗功效高。

6. 鱼翅

鱼翅（图 2-4-7）作为中国传统的名贵食品之一，始见于《宋会要》，是山珍海味中的一种，又称鲛鱼翅、鲛鲨翅、鲨鱼翅、金丝菜等。鱼翅具体指鲨鱼鳍中的细丝状软骨，由鲨鱼的胸、腹、尾等处的鳍翅干燥制成。

鱼翅的主要成分是蛋白质。从含有蛋白质角度来说，鱼翅中的蛋白质质量不如鸡蛋和肉类，它含有的是不完全蛋白；而从不饱和脂肪角度来说，鱼翅和普通海鱼一样并没有特殊的价值。还没有确切的科学根据能够证明鱼翅对健康有效。鱼翅汤的美味主要来自它的配料，而不是鱼翅本身。

7. 鲍鱼

鲍鱼（图 2-4-8），其名为鱼，实则非鱼，种属原始海洋贝类，单壳软体动物。由于其形状恰似人的耳朵，所以也称作“海耳”。鲍鱼通常生长在水温较低的海底，足迹遍及太平洋、大西洋和印度洋，公认的最佳产地为日本北部和墨西哥，我国东北部也是鲍鱼的传统产区。

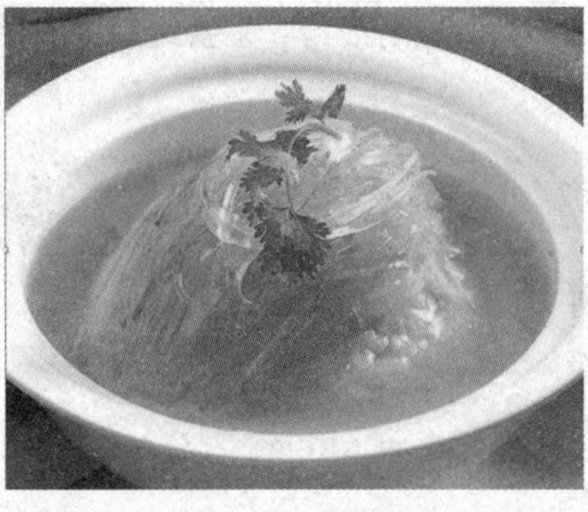

图 2-4-7 鱼翅

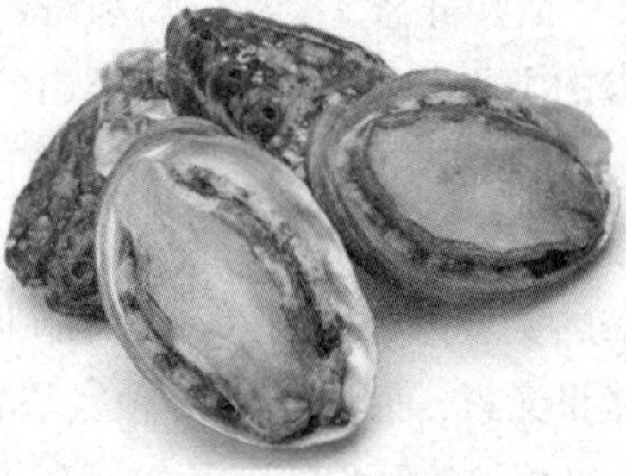

图 2-4-8 鲍鱼

鲍鱼是名贵的“海珍品”之一，味道鲜美，营养丰富，被誉为海洋“软黄金”。《本草纲目》中记载，鲍鱼性平，味甘、咸，可明目补虚、清热滋阴、养血益胃、补肝肾，故有“明目鱼”之称。《药典》中记载，鲍壳又称石决明，是著名的中药材，可平肝潜阳、除热明目，对头痛眩晕、目赤翳障、视物昏花、青盲雀目等症的治疗具有一定功效。

8. 海胆

海胆（图2-4-9）是海洋里一种古老的生物，与海星、海参是近亲，是一类生活在海洋浅水区的无脊椎动物，其主要特征为体呈球形、盘形或心脏形，无腕。

海胆以其生殖腺供人类食用，其生殖腺又称海胆卵、海胆籽、海胆黄、海胆膏，色橙黄，味鲜香，占海胆全重的8%~15%。其生殖腺中所含有的二十碳烯酸占总脂肪酸的30%以上，可预防心血管疾病。海胆不仅是一种上等的海鲜美味，还是一种贵重的中药材。海胆卵的主要营养成分为卵磷脂、蛋白质、核黄素、硫胺素、脂肪酸等，其所含的脂肪酸对预防某些心血管疾病有很好的作用。中医认为，海胆卵味咸，性平，具有软坚散结、化痰消肿之功效。同时，海胆壳还可制成工艺品，有些厂家还开发海胆食品，把海胆制成冰鲜海胆、酒精海胆和海胆酱等。此外，海胆提取物波乃利宁有抑制癌细胞生长的作用。

9. 甲鱼

甲鱼（图2-4-10）即“中华鳖”，也称团鱼、水鱼，是卵生两栖爬行动物，是龟鳖目、鳖科软壳水生龟的统称。中国现存的种类主要有中华鳖、山瑞鳖、斑鳖、鼋，其中以中华鳖最为常见。

甲鱼不仅是餐桌上的美味佳肴、上等筵席的优质材料，还可作为中药材料入药。其具有诸多滋补药用功效，有清热养阴、平肝熄风、软坚散结及防治肝硬化、肝脾肿大、小儿惊痫等功效。

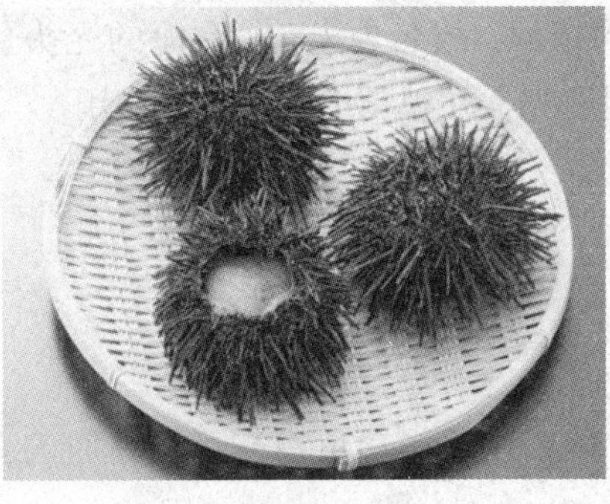

图2-4-9 海胆

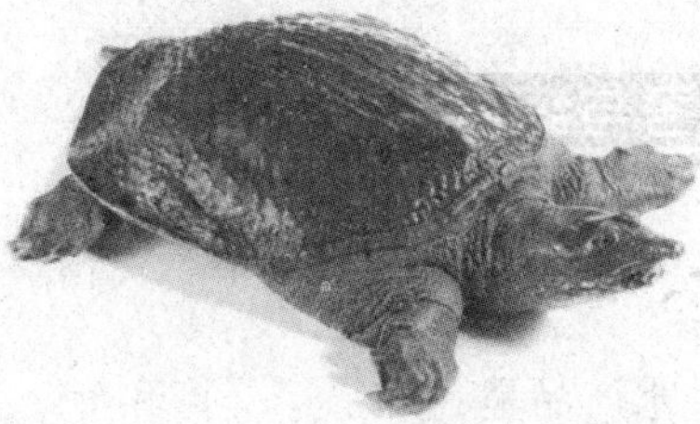

图2-4-10 甲鱼

10. 海蜇

海蜇（图2-4-11）又名水母、白皮子，主产于中国东南沿海。捕后用石灰、明矾浸制，再榨去其体中水分，洗净后进行盐渍。一般将其伞体部和口腕部分开加工，口腕部俗称海蜇头，伞部俗称海蜇皮。

海蜇适合脂肪肝患者食用，尤其是伴有气管炎、哮喘、胃溃疡、风湿性关节炎等疾病的患者和与尘埃接触较多的工作人员，常吃海蜇可保障身体健康。海蜇具有清热化痰、行瘀消积、软坚散结、补心益肺、滋阴平肝、降血压去湿邪、解渴醒酒、止嗽除烦、润肠的作用，主治肺热咳嗽、痰热哮喘、食积痞胀、肠燥便秘、瘿瘤、瘰疬、丹毒、脚气、甲状腺肿、淋巴结结核、高血压等症。

一般人群均可食用海蜇，但脾胃虚寒、过敏者忌食。海蜇腐烂变质后不可食用，忌与白糖同腌。新鲜的海蜇含水多，皮体较厚，但含有毒素，不宜直接食用，需用食用盐加白矾盐渍三次（俗称“三矾”），使鲜海蜇脱水三次以后，让毒素随水排尽后才能食用。

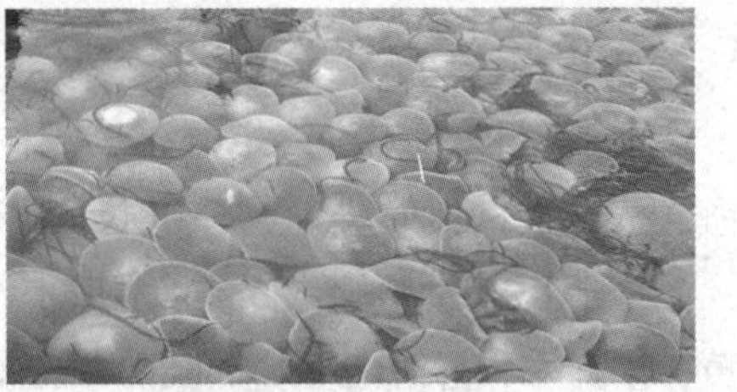

图 2-4-11 海蜇

知识链接

会发电、发光的鱼

有些鱼类的身体能发电，它们放出的电压竟比人类生活用电的电压高好几倍。具有发电能力的鱼有 500 种以上，如电鳍、电鲶、电鳗、电鳐等。

各种发电的鱼发出的电流强弱和电压高低都不同。电鳐身体又扁又圆，有一条长长的尾巴，犹如一把团扇。生活在非洲尼罗河的电鲶身体只有 1 m 长，却能发出 350 V 的高压电。

有些鱼类的身体能发光，例如我国东南沿海的带鱼和龙头鱼发光是由其身上附着的发光细菌所发出的光，而更多的鱼类发光则是由鱼本身具有的发光器官所发出的光，如烛光鱼腹部和腹侧有多行发光器，犹如一排排的蜡烛，故名烛光鱼。深海的光头鱼头部背面扁平，被一对很大的发光器所覆盖，该大型发光器在视觉上起发光的作用。

思考与练习

一、填空题

1. 水产品是（　　　）和（　　　）生产的水产动植物产品及其加工产品的总称，包括捕捞和养殖生产的（　　　）、（　　　）、（　　　）、（　　　）、（　　　）、海兽等鲜活品；经过（　　　）、（　　　）、（　　　）、熏制、熟制、罐装和综合利用的加工产品。

2. 鱼类的矿物质含量为 1%～2%，磷含量最高。此外，还有（　　　）、（　　　）、（　　　）、（　　　）、（　　　）等矿物质。

3. 蟹是所有短尾族和歪尾族的通称。常见的有（　　　）、（　　　）、

(　　　　)、招潮蟹、绒螯蟹等属。

4. 海参(　　　　)、(　　　　)、(　　　　)，且富含各种人体必需的氨基酸、维生素、必需脂肪酸以及常量和微量元素。

二、简答题

1. 水产品有哪些营养价值？
2. 常见的水产品有哪些？

任务五　蛋类的营养价值

任务目标

- 了解蛋类。
- 掌握蛋类的营养价值。
- 了解常见的蛋类。
- 了解蛋类的合理利用。

任务案例

孕妇能食用皮蛋吗？

皮蛋又称松花蛋、变蛋等，是我国传统的风味蛋制品，不仅为国内广大消费者所喜爱，在国际市场上也享有盛名。皮蛋不但是美味佳肴，而且还有一定的药用价值。王士雄的《随息居饮食谱》中记载：“皮蛋，味辛、涩、甘、咸，能泻热、醒酒、去大肠火，治泻痢，能散能敛。”中医认为，皮蛋性凉，可治眼痛、齿痛、高血压、耳鸣眩晕等疾病。大众都可食用皮蛋，火旺者最宜；少儿、脾阳不足、寒湿下痢者、心血管病、肝肾疾病患者少食。

既然食用皮蛋有这么多的好处，那么孕妇能食用皮蛋吗？

想一想：

(1) 你食用过皮蛋吗？能形容一下它的口感吗？

(2) 你认为什么样的人群适合食用皮蛋？

案例分析：孕妇最好不要吃皮蛋。因为皮蛋含铅量很大，可能会导致慢性铅中毒，造成流产、早产、胎儿畸形、胎儿缺少维生素、胎儿脑发育迟缓、智力低下、行为缺陷等。

知识探究

一、蛋类

蛋指的是某些陆生动物产下的卵，胚胎外包防水的壳。鸟类、爬行类以及哺乳类的鸭嘴兽和针鼹科都产蛋。在适当的温度下，蛋会在一定时间内孵化，幼体用口部上方的角质物凿开蛋壳破壳而出。

蛋的营养丰富，含有丰富的蛋白质。其价格低廉，而且又可做成炖蛋、蒸蛋、煮蛋、茶叶蛋、蛋糕等各式各样的美食，所以蛋自古即被视为营养补给的最佳来源。

二、蛋类的营养价值

（一）蛋壳

蛋壳含有丰富的碳酸钙，非常容易被人体消化、吸收，是补充钙质的最佳来源。在正常情况下，每天取约 2 g 蛋壳研成粉状食用，可预防因钙质不足、骨量减少而导致的腰酸背痛、骨折或罹患骨质疏松症。

（二）蛋黄

蛋黄含有丰富的蛋白质、脂肪、钙、卵磷脂和铁质等营养成分。其中，卵磷脂被肠胃吸收之后，可促进血管中胆固醇的排除，有预防动脉粥样化的作用，且卵磷脂经消化吸收之后可生成胆碱，这种物质与脑部的神经传达作用有关，可增强记忆力。胆碱还可预防肝脏积存过量脂肪，避免形成脂肪肝并改善肝脏机能。蛋黄所含的铁质利用率最高，是最补血的天然食品。

（三）蛋白

蛋白中含有一种名为白蛋白的蛋白，具有清除活性氧的作用，可增强人体免疫力，达到防癌的功效。蛋白中的卵白蛋白经消化酵素分解之后，可以产生一种溶解酶，可活化巨噬细胞，以抵抗外来病菌的入侵，提高身体的免疫力。

（四）蛋系带

蛋黄左右两侧的两条白色的索状物就是蛋系带，是蛋白的一部分，也是优质蛋白质的来源。它还含有一种燕窝也有的成分——涎酸，其具有抗氧化作用，可与侵入人体的病毒结合，进而消灭病毒，防止感染的产生，并且有预防癌变的作用。

三、常见的蛋类

（一）鸡蛋

鸡蛋（图 2-5-1）又名鸡卵、鸡子，是母鸡所产的卵。其外有一层硬壳，内则有气室、卵白及卵黄部分，富含胆固醇，营养丰富。一个鸡蛋重约 50 g，含蛋白质7~8 g，脂肪 5~6 g。鸡蛋蛋白质的氨基酸比例很适合人体生理需要，易被机体吸收，利用率高达98%以上，营养价值很高，是人类常食用的食物之一。

（二）鸭蛋

鸭蛋（图 2-5-2）又名鸭子、鸭卵、太平、鸭春、青皮等，为鸭科动物家鸭的卵，受精卵可孵化成雏鸭。鸭蛋性凉、味甘，具有滋阴清肺的作用，入肺、脾经，有大补虚劳、滋阴养血、润肺美肤等功效。鸭蛋适宜病后体虚、燥热咳嗽、咽干喉痛、高血压、腹泻者食用。

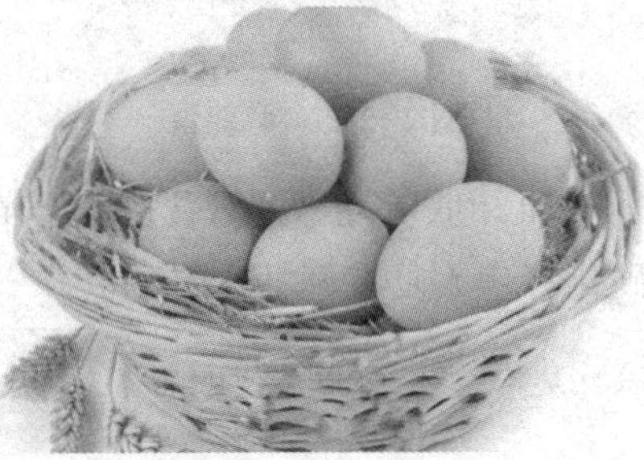

图 2-5-1　鸡蛋

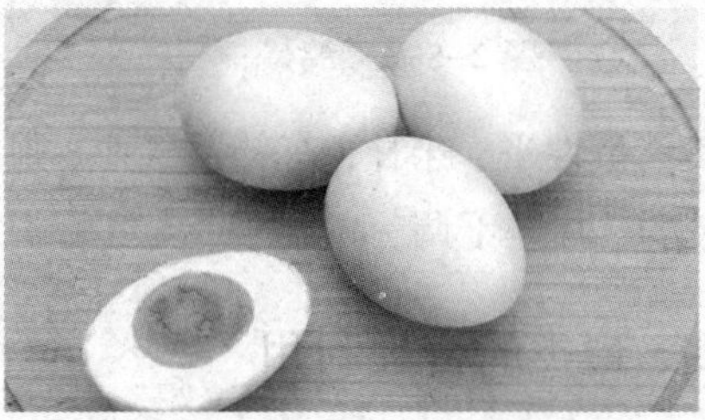

图 2-5-2　鸭蛋

（三）鹅蛋

鹅蛋（图 2-5-3）是家禽鹅生下的卵。鹅蛋呈椭圆形，个体很大，味道有些油，新鲜的鹅蛋必须烹饪后食用。鹅蛋性微温、味甘，具有补中益气的作用。鹅蛋含有蛋白质、脂肪、卵磷脂、维生素、钙、铁、镁等成分，有一定营养价值，多用油煎食。

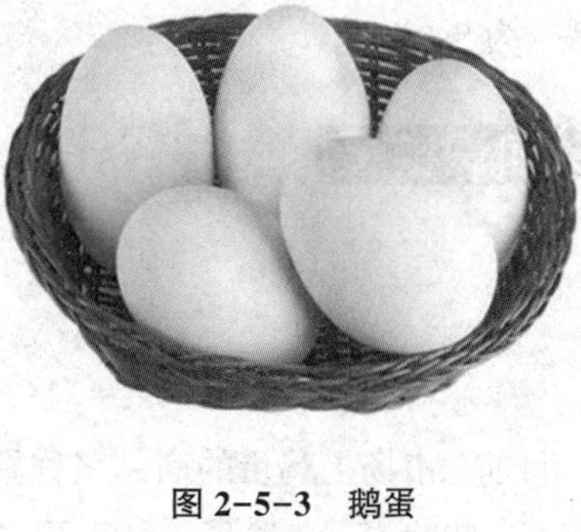

图 2-5-3　鹅蛋

（四）鸽蛋

鸽蛋（图 2-5-4）又称鸽卵，为鸠鸽科动物原鸽或家鸽等的蛋。鸽蛋外形匀称，表面光洁、细腻、白里透粉。鸽蛋煮熟后，一般情况下蛋白是半透明的，也有乳白色、淡青色的，鸽蛋在阳光下是透亮的。鸽蛋含有大量优质蛋白质及少量脂肪，并含少量糖分和磷脂、铁、钙、维生素 A、维生素 B_1、维生素 D 等营养成分，易于被人体消化、吸收。

鸽蛋性平、味甘咸，可补肝肾、益精气、丰肌肤、助阳提神、解疮毒等，可用于治疗肾虚所致的腰膝酸软、疲乏无力、心悸失眠等症。

（五）鹌鹑蛋

鹌鹑蛋（图 2-5-5）又名鹑鸟蛋、鹌鹑卵，其近圆形，个体小，一般有 10 g 左右，表面有棕褐色斑点。鹌鹑蛋被认为是“动物中的人参”，宜常食，为滋补食疗品。鹌鹑蛋因在营养上有独特之处，故有“卵中佳品”之称。

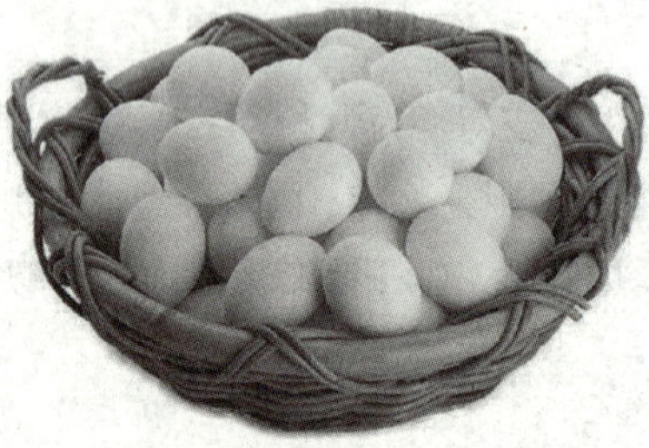

图 2-5-4　鸽蛋

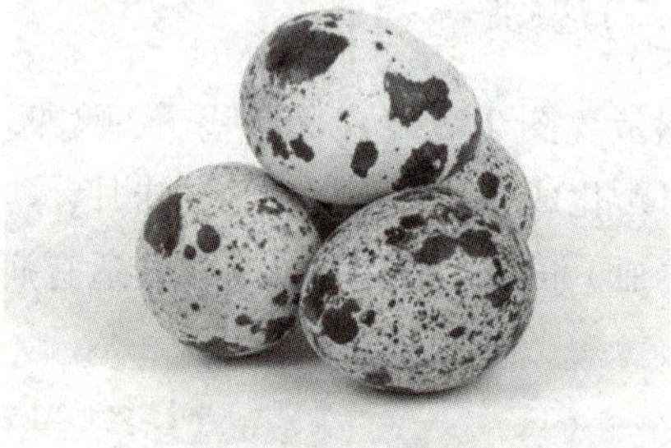

图 2-5-5　鹌鹑蛋

鹌鹑蛋性平、味甘，有补益气血、强身健脑、丰肌泽肤等功效，对贫血、营养不良、神经衰弱、月经不调、高血压、支气管炎、血管硬化等病人具有调补作用。

四、蛋类的合理利用

蛋类不能生食。蛋有时可能被沙门氏菌污染，要煮 10 min 左右才能消灭其中的沙门氏菌。另外，生蛋含有抗生物素蛋白和抗胰蛋白酶，即卵黏蛋白。抗生物素蛋白能够与生物素在肠管内结合成难以消化吸收的化合物，引起体内生物素缺乏，抗胰蛋白酶则会妨碍人体对蛋白质的消化、吸收。鸡蛋煮熟后，这两种物质均被破坏。在一般情况下，如荷包蛋、油煎蛋、炒蛋或带壳蒸煮等对营养价值的影响很小，仅维生素 B_1 和 B_2 有少量损失，为 8%～15%。

知识链接

鸡蛋的分类

目前，市场上鸡蛋的商品名称繁多，称呼五花八门，如有机蛋、绿色蛋、无公害蛋、土鸡蛋、柴鸡蛋、海鲜蛋、富硒蛋、富铁蛋、初产蛋等。科学的鸡蛋的种类划分如下：根据蛋壳的颜色，可以分为白壳蛋、粉壳蛋、褐壳蛋和绿壳蛋 4 个类型；根据蛋鸡的饲养方式，可以分为野生蛋、养殖蛋；根据品种，可以分为野山鸡蛋、土鸡蛋（草鸡蛋、柴鸡蛋）和洋鸡蛋。农业农村部根据鸡蛋质量安全标准颁发了无公害鸡蛋、绿色鸡蛋和有机鸡蛋 3 个标识，除此之外，并无其他鸡蛋标识。

思考与练习

一、填空题

1. 蛋的营养丰富，含有丰富的蛋白质。其价格低廉，可做成（ ）、（ ）、（ ）、茶叶蛋、蛋糕等各式各样的美食。

2. 蛋黄含有丰富的（ ）、（ ）、（ ）、（ ）和铁质等营养成分。其中卵磷脂被肠胃吸收之后，可促进血管中胆固醇的排除，有预防动脉粥样化的作用。

3. 鸭蛋又名（ ）、（ ）、（ ）、（ ）等，为鸭科动物家鸭的卵，受精卵可孵化成（ ）。

4. 鸽蛋含有大量优质蛋白质及少量脂肪，并含少量糖分和（ ）、（ ）、（ ）、（ ）、维生素 B_1、维生素 D 等营养成分，易于被人体消化、吸收。

二、简答题

1. 蛋壳的营养价值有哪些？
2. 蛋黄的营养价值有哪些？
3. 蛋白的营养价值有哪些？
4. 常见的蛋类有哪些？
5. 如何合理利用蛋类？

任务六 乳和乳制品的营养价值

任务目标

- 了解乳和乳制品。
- 掌握乳类的营养价值。

- 了解常见的乳类。
- 了解常见的乳制品。

任务案例

三鹿毒奶粉事件

2008 年 9 月 8 日，甘肃《兰州晨报》等媒体首先以“某奶粉品牌”为名，爆料毒奶粉事件。由于报道中有关该奶粉的品牌名称等信息都被隐去，网友便对该奶粉品牌展开搜索，号召找出该涉嫌致病奶粉的品牌名称，以免更多无辜婴儿受害。

2008 年 9 月 11 日凌晨 3 时，三鹿作为毒奶粉的始作俑者，被新华网曝光，引起社会哗然。7 名患儿的父母写下了申请书，联名上书甘肃省卫生厅，要求彻查病因。

2008 年 9 月 12 日，三鹿集团发布消息，通过对产品大量及深入的检测排查后得出结论：不法奶农向鲜牛奶中掺入三聚氰胺造成婴幼儿患肾结石，不法奶农才是这次事件的真凶。

想一想：

（1）你知道什么是三聚氰胺吗？

（2）你知道三聚氰胺的危害吗？

案例分析：三聚氰胺是一种非食品化工原料，按照国家规定，严禁将其用作食品添加物。三鹿牌部分批次的婴幼儿配方奶粉中含有三聚氰胺，是不法分子为增加原料奶或奶粉的蛋白质含量而人为加入的。三聚氰胺可以在尿路结晶，形成结石，阻塞泌尿系统，导致肾衰。对于这种由尿路梗阻造成的肾衰，如果能够及时解除梗阻，肾功能会很快恢复正常。若出现这种症状，家长应立即让婴幼儿停用含有三聚氰胺的婴幼儿配方奶粉，让幼儿多喝水，加快体内有害物质的排出。

知识探究

一、乳和乳制品

乳类是由水、脂肪、蛋白质、乳糖、矿物质、维生素等组成的复杂乳胶体，其中含水量为 90%左右。乳类主要有牛奶、羊奶、马奶及其制品，营养丰富，容易消化吸收，是一种营养价值很高的天然食品，也是婴幼儿的主要食品。

乳制品是以生鲜牛（羊）乳及其制品为主要原料，经加工制成的产品，包括液体乳类（杀菌乳、灭菌乳、酸牛乳、配方乳）；乳粉类（全脂乳粉、脱脂乳粉、全脂加糖乳粉和调味乳粉、婴幼儿配方乳粉、其他配方乳粉)；炼乳类（全脂淡炼乳、全脂加糖炼乳、调味/调制炼乳、配方炼乳)；乳脂肪类（稀奶油、奶油、无水奶油)；干酪类（原干酪、再制干酪)；其他乳制品类（干酪素、乳糖、乳清粉等)。

二、乳类的营养价值

（一）蛋白质

牛奶中的蛋白质含量比较恒定，约为3.0%，羊奶中的蛋白质含量为1.5%，人奶中蛋白质含量为1.3%。乳类所含的蛋白质为优质蛋白，消化率为87%~89%，生物价为85，容易被人体消化、吸收。其中乳球蛋白与机体免疫有关。牛奶的蛋白质主要为酪蛋白，含量在80%左右；乳清蛋白，含量在11.5%左右；乳球蛋白，含量在3.5%左右。

（二）脂类

牛奶含脂肪2.8%~4.0%，人奶约为3.7%。每100 mL中磷脂含量为20~50 mg，胆固醇含量约为13 mg。随饲料的不同、季节的变化，乳中脂类成分略有变化。

牛奶中的脂肪以微粒状的脂肪球分散在乳浆中，静置时，脂肪小球集于一处而成奶油浮于牛奶的上层。牛奶脂肪熔点较低，易消化，人体吸收率达97%。脂肪中脂肪酸组成复杂，短链脂肪酸含量较高，是乳脂肪风味良好及易消化的原因。其中油酸含量占30%，而亚油酸和亚麻酸含量分别占5.3%和2.1%。

（三）糖类

乳类中的糖类主要是乳糖，其含量为3.4%~7.4%，在人奶中的含量最高，羊奶居中，牛奶最少。乳糖不仅有调节胃酸、促进胃肠蠕动和促进消化分泌的作用，还可促进钙等矿物质的吸收，也为婴儿肠道内双歧杆菌的生长所必需，对于幼小动物的生长发育具有特殊的意义。但对于部分不经常饮奶的成年人来说，体内乳糖酶活性过低，大量食用乳及其制品可能会导致乳糖不耐受，这就是部分人饮奶之后会腹痛、腹泻的原因。

（四）矿物质

牛奶中矿物质含量为0.70%~0.75%，有钙、磷、钾、钠、镁、氯、硫、铜、铁等，大部分与有机酸结合成盐类，少部分与蛋白质结合或吸附在脂肪球膜上，其中碱性元素略多，因而牛奶为弱碱性食品。

乳中的钙元素以酪蛋白钙的形式存在，人体吸收率高，而且乳中所含的乳糖可促进钙的吸收，为膳食中最好的天然钙来源。在所有膳食中，牛奶是最经济、最安全和最有效的补钙食品，一般100 mL牛奶中含钙110 mg，但奶中铁元素的含量偏低，所以饮奶并不能补铁。

（五）维生素

牛奶中几乎含有所有种类的维生素，包括维生素 A、维生素 D、维生素 E、维生素 K、B 族维生素，是维生素 B_2 的良好来源。其维生素含量与奶牛的饲养方式有关，如放牧期牛奶中的维生素 A、维生素 D、胡萝卜素和维生素 C 含量较冬、春季在棚内饲养时有明显增加。鲜奶中维生素 C 含量较少，经过加工处理后则更是所剩无几。

三、常见的乳类

（一）牛奶

牛奶为母牛乳腺中分泌的乳汁。现食用的牛奶是普通牛种经高度选育而成的专门化乳用品种如黑白花牛等产的乳汁。牛奶是最古老的天然饮料之一，被誉为“白色血液”，其含有丰富的蛋白质、脂肪、维生素和矿物质等营养物质，乳蛋白中含有人体所必需的氨基酸；乳脂肪多为短链和中链脂肪酸，极易被人体吸收；钾、磷、钙等矿物质配比合理，易于被人体吸收。

中医认为，牛奶具有补虚损、益肺胃、养血、生津润燥、解毒之功效，常用于治疗虚弱劳损、反胃噎嗝、消渴、血虚便秘、气虚腹泻、黄疸。脾胃虚寒作泻、中有冷痰积饮者慎服。

（二）羊奶

羊奶顾名思义就是羊的奶，羊奶以营养丰富、易于被人体吸收等优点被视为乳品中的精品，被称为“奶中之王”，是世界上公认的最接近人奶的乳品。羊奶具有补虚、润燥、和胃、解毒之功效，常用于治疗虚劳羸瘦、消渴、心痛、反胃、哕逆、口疮、膝疮、蜘蛛咬伤等症。羊奶的脂肪颗粒体积为牛奶的 1/3，更利于人体吸收，并且长期饮用羊奶不会引起发胖。

羊奶分为山羊奶和绵羊奶，羊奶干物质中蛋白质、脂肪、矿物质含量均高于人奶和牛奶，乳糖含量低于人奶和牛奶。羊奶的膻味来自羊本身皮毛的气味以及羊奶中某些化学成分，如羊油酸（C6：0）、羊脂酸（C8：0）和葵酸（C10：0）等是造成羊奶特殊风味的主要原因。专家建议，患有过敏症、胃肠疾病、支气管炎症或身体虚弱的人群及婴儿更适宜饮用羊奶。羊奶中的维生素及微量元素明显高于牛奶，美国、欧洲的部分国家均把羊奶视为营养佳品，在欧洲，鲜羊奶的售价是牛奶的 9 倍。

（三）马奶

马奶含有蛋白质、脂肪、糖类、磷、钙、钾、钠、维生素 A、维生素 B_1、维生素 B_2、维生素C、烟酸、肌醇等多种成分，具有补虚强身、润燥美肤、清热止渴的作用。马奶味甘、性凉，善清胆、胃之热，能疗咽喉、口齿诸疾。

马奶分为生、熟两种，生马奶即鲜马奶，熟马奶即酸马奶。酸马奶由马奶发酵制成，含有丰富的维生素、微量元素和多种氨基酸，具有强身、治疗各种疾病的功效。实验及临床研究结果证明，酸马奶对高血压、冠心病、肺结核、慢性胃炎、肠炎、糖尿病等疾病的预防和治疗作用非常明显，尤其对伤后休克、胸闷、心前区疼痛等症疗效显著。此外，由马奶发酵酿成的马奶酒不但清凉可口，富有营养，还能起到滋脾养胃、除湿、利便、消肿等作用，对治疗肺病效果更佳。因此，欧洲把马奶酒饮疗法作为临床疗法之一。

（四）骆驼奶

骆驼奶对于许多人来说较为陌生，但在许多国家它已被视为一种不可替代的营养品。在非洲，人们经常建议身体虚弱的人饮用骆驼奶，以增强身体的抵抗力。联合国粮农组织称，除了富含维生素C以外，骆驼奶还含有大量人体所需的不饱和脂肪酸、铁和B族维生素。虽然味道比牛奶偏咸一些，但它已赢得了许多人的喜爱，同时，骆驼奶还为游牧民族提供了一个增加收入的来源。

骆驼奶的钙含量极高，饱和脂肪酸含量低，甚至还具有医疗价值，是非常健康的产品。饮用骆驼奶可以减少糖尿病患者对胰岛素的需求，而且也对新生儿有益，因为它不含过敏原。也有研究结果证明骆驼奶对消化性溃疡病患有益，对高血压也有帮助。

四、常见的乳制品

乳制品主要包括酸奶、炼乳、奶粉、奶油、奶酪、乳酸饮料等。因加工工艺不同，乳制品营养成分有很大差异。

（一）酸奶

酸奶是在消毒鲜奶中接种乳酸杆菌并使其在控制条件下发酵而制成的，其中以酸牛奶最为普遍。牛奶经乳酸菌发酵后，游离的氨基酸和肽增加，因此更易被人体消化、吸收。因乳糖减少变成乳酸（使乳糖酶活性低的成年人易于接受）及蛋白质凝固和脂肪不同程度的水解而形成了独特的风味。其维生素A、维生素B_1、维生素B_2等的含量与鲜奶含量相似，但叶酸含量却增加了1倍左右，胆碱含量也明显增加。乳酸杆菌和双歧杆菌为肠道益生菌，在肠道内可抑制肠道腐败菌的生长繁殖，防止腐败胺类产生，对维护人体的健康有重要作用。

简单来说，酸奶保存了鲜奶中的营养，并含有活性乳酸菌，有一定的保健作用，适合消化功能不良的婴幼儿、老年人饮用，并能使患有原发性乳糖缺乏所致的乳糖不耐受症状减轻。

（二）炼乳

炼乳为浓缩奶的一种，可分为淡炼乳、甜炼乳、全脂炼乳、脱脂炼乳等，若添加维生素 D 等营养物质，则可制成各种强化炼乳，目前市场上的炼乳主要有淡炼乳和甜炼乳两种。

1. 淡炼乳

淡炼乳为无糖炼乳，也称蒸发乳，由新鲜奶在低温、真空条件下浓缩，除去约 2/3 的水分，再经灭菌而成。淡炼乳经过高温灭菌后，维生素遭受一定的破坏，因此常用维生素加以强化，按适当的比例冲调后，其营养价值基本与鲜奶相同。淡炼乳在胃酸作用下可形成凝块，便于被人体消化、吸收，适合婴儿和对鲜奶过敏者食用。

2. 甜炼乳

甜炼乳是在鲜奶中加约 15%的蔗糖，并经减压浓缩到原体积 40%的一种乳制品。成品中含糖量达 45%左右，利用其渗透压的作用抑制微生物的繁殖，成品保质期较长。因糖分含量过高，需经大量水冲淡，营养成分相对下降，不宜供婴儿食用。

（三）奶粉

奶粉可分为全脂奶粉、脱脂奶粉、配方奶粉。

1. 全脂奶粉

全脂奶粉即鲜奶消毒后除去 70%～80%水分，采用喷雾干燥法将奶喷成雾状颗粒而成。此种奶粉溶解性好，对蛋白质的性质、奶的色香味及其他营养成分影响较小。一般全脂奶粉的营养成分含量为鲜奶的 8 倍左右。

2. 脱脂奶粉

脱脂奶粉是将鲜奶脱去脂肪，再经上述方法制成的奶粉。此种奶粉脂肪含量仅为 1.3%，脱脂过程使脂溶性维生素损失较多，其他营养成分变化不大。脱脂奶粉一般供易腹泻的婴儿及需要低脂膳食的患者食用。

3. 配方奶粉

配方奶粉是以牛奶为基础，参照母乳组成的模式和特点加以调制，使各种营养成分的含量和比例接近母乳，使其更适合婴儿的生理特点和需要的一种奶粉。

（四）奶酪

奶酪（图 2-6-1）也称干酪，为一种营养价值很高的发酵乳制品，是在原料乳中加入适当量的乳酸菌发酵剂或凝乳酶，使蛋白质凝固，并加盐、压榨排除乳清之后的产品。一般 10 kg 鲜奶可做 1 kg 奶酪，其能量较高，蛋白质、脂肪、钙元素经过浓缩含量也高。奶酪中含有原料乳中的各种维生素，其中脂溶性维生素大多保留在蛋白质凝块中，而水溶性的维生素部分损失大，原料乳中微量的维生素 C 几乎全部损失，干酪外皮部分的 B 族维生素含量高于中心部分。

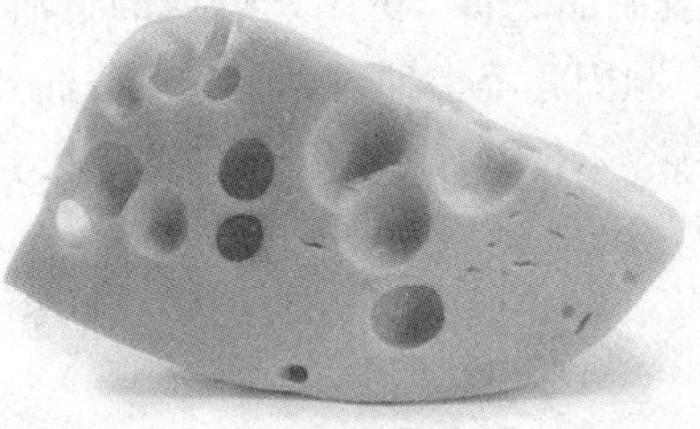

图 2-6-1 奶酪

（五）奶油

奶油（图 2-6-2）是由牛奶分离出的脂肪制成的产品，一般含脂肪 80%~83%，而含水量低于 16%，主要用于佐餐和面包、糕点的制作。

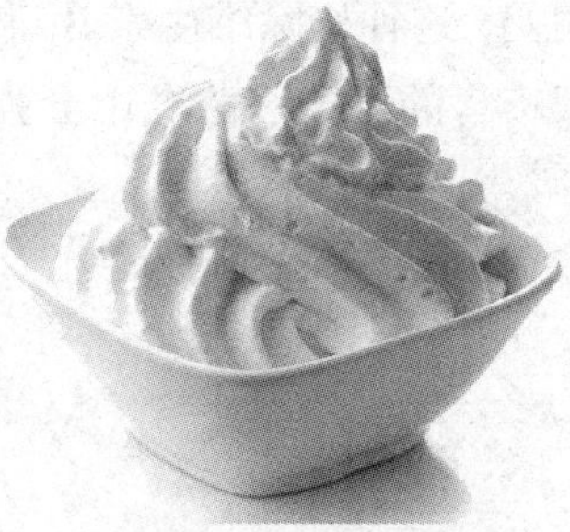

图 2-6-2 奶油

（六）乳酸饮料

乳酸饮料是由牛奶加 2 倍水、糖、香精等制成，其营养价值不如纯奶。

（七）黄油

黄油（图 2-6-3）又名乳脂、白脱油，是用牛奶加工出来的一种固态油脂，是把新鲜牛奶加以搅拌之后将上层的浓稠状物体滤去部分水分之后的产物。黄油主要用作调味品，其营养丰富，但含脂量很高，所以不宜过多食用。

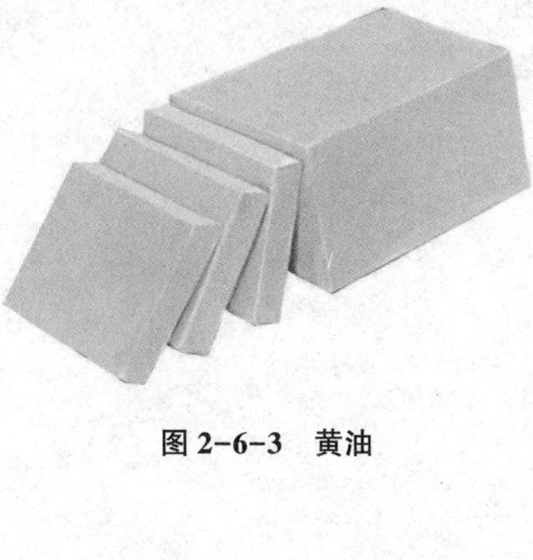

图 2-6-3 黄油

黄油因其营养丰富，是乳制品之首，由牛奶炼成的黄油营养丰富，含维生素、矿物质、脂肪酸、糖化神经磷脂、胆固醇等多种营养元素。黄油做菜也很香，可以用于炸鱼、煎牛排、烤面包、涂抹面包等，不仅营养丰富，而且香醇味美，绵甜可口。

知识链接

牛奶的消毒方法

牛奶的消毒方法有煮沸法和巴氏消毒法。煮沸法就是将奶直接煮沸，设备要求简单，能够达消毒目的即可，但对奶的理化性质影响较大，营养成分有一定损失，多在家庭使用。大规模生产时采用巴氏消毒法。巴氏杀菌乳也称消毒牛奶，是将新鲜牛奶经过滤、加热杀菌后分装出售的饮用奶，这种奶除维生素 B_1 和维生素 C 有一定损失外，营养价值与新鲜牛奶差别不大。一般市售的巴氏杀菌乳中会强化维生素 D 和维生素 B_1 等营养素。

思考与练习

一、填空题

1. 乳类是由（　　　　）、（　　　　）、（　　　　）、（　　　　）、（　　　　）、维生素等组成的复杂乳胶体。

2. 乳粉类包括（　　　　）、脱脂乳粉、（　　　　）和调味乳粉、（　　　　）、其他配方乳粉。

3. 牛奶中含有几乎所有种类的维生素，包括维生素（　　　）、维生素（　　　）、维生素（　　　）、维生素 K、（　　　）族维生素，是维生素 B_2 的良好来源。

二、简答题

1. 什么是乳制品？
2. 乳类有哪些营养价值？
3. 常见的乳制品有哪些？

任务七　调味品的营养价值

任务目标

- 了解调味品。
- 掌握调味品的分类。
- 了解常见的调味品。

任务案例

关于大脖子病

很多人都知道缺碘会导致大脖子病，但真正见过此病的人很少，尤其是现在的年轻人。近些年出现一种观点，即中国人不缺碘，至少不是那么普遍和严重。

大脖子病在中国历史上是十分常见的疾病，在2000多年前就已经有记载，它还有一个专门用来形容它的字“瘿”，“婴”原指女性颈部的贝壳项链，加“疒”指颈部疾病，即大脖子病。

古人发现大脖子病和地理环境有关，尤其是在山区最严重，如秦岭、太行山、三峡等地。现代科学的观点是这些地方往往身处内陆，海产品少，且地表经过千万年的冲刷，水土的碘含量很低。世界上最典型的缺碘地区如欧洲的阿尔卑斯山脉、亚洲的喜马拉雅山脉和美洲的安第斯山脉。

想一想：

(1) 你知道碘元素来自哪里吗？

(2) 你知道大脖子病在现代怎么称呼吗？

案例分析：碘盐是指含有碘酸钾和氯化钠的食盐。由于中国大部分地区都缺碘，而缺碘会引起碘缺乏病，所以国家强制给食盐中加入少量的碘。人体内2/3的碘存在于甲状腺中，甲状腺可以控制代谢，而甲状腺又受碘的影响，碘不足可能会引起心智反应迟钝、身体变胖及活力不足等症状。我国是世界上最早用海草治疗这种疾病的国家之一。

知识探究

一、调味品

调味品也称佐料，是指能增加菜肴的色、香、味，促进食欲，有益于人体健康的辅助食品。它的主要功能是增进菜品质量，满足消费者的感官需要，从而刺激食欲，增进人体健康。

二、调味品的分类

(一) 广义上的分类

调味品包括咸味剂、酸味剂、甜味剂、鲜味剂和辛香剂等，像食盐、酱油、醋、味精、糖、八角、茴香、花椒、芥末等都属此类。

1. 咸味

咸味是化合物中中性盐所体现的味道，如氯化钠、氯化钾、氯化铵等都有咸味，但同时又有其他异味。各种盐的呈味程度和化合物的分子量有关，分子量越大，苦味等异味越重。咸味的主要来源是食盐，食盐的主要成分是氯化钠，氯离子和钠离子的特有性质决定了氯化钠有纯正的味道。常见的咸味调味品有盐、酱油、酱类制品。对一些肾脏患者来说，在生活中不能食用食盐，但以苹果酸钠、谷氨酸钾代用。

2. 甜味

甜味是一种受到普遍欢迎的一种味型。甜味的产生主要是氨羟基等产甜味基因和助甜味基团共同作用的结果。聚合度较低的糖类物质都有甜味，如蔗糖、麦芽糖、葡萄糖、果糖等。常见的甜味调味品有食糖（包括白糖、红糖）、蜂蜜、饴糖、冰糖等。

3. 酸味

酸味由有机酸和无机酸电离的氢离子所产生。食醋、番茄酱、变质的酱油和酒都可以作为酸味调味剂，常见酸味的主要成分是醋酸（乙酸）、琥珀酸、柠檬酸、苹果酸、乳酸。有机酸是一种弱酸，能参与人体正常的代谢，一般对人体健康无影响，能溶于水，其酸味远不及无机酸强烈。

4. 辣味

辣味是一些不挥发的刺激成分刺激口腔黏膜时所产生的感觉。其成分较复杂，各品种的辣味来源于不同的成分。辣椒的辣味主要是辣椒碱；胡椒的辣味是辣椒碱和椒脂；生姜的辣味主要是姜油酮、姜辛素；葱蒜的辣味主要是蒜素。

5. 鲜味

味精、鸡精、虾子、蚝油、虾油、鱼露等调味品都有鲜味，虾子、蚝油、鱼露的呈鲜成分是各种酰胺、氨基酸，味精是谷氨酸钠，鸡精是肌苷酸钠。

6. 香味

香味来源于挥发性的芳香醇、芳香醛、芳香酮及脂类等物质。常见的香味调味品有茴香、桂皮、花椒、料酒、香糟、芝麻油、桂皮酱、酱油、丁香花、玫瑰花等。

7. 苦味

苦味来源于茶叶碱、可可碱、咖啡碱等生物碱及黄酮类化合物。粗盐中因含有氯化镁、硫酸镁等，所以也具有苦味。常见的苦味食物有茶、咖啡、苦瓜、莲蕊等。

(二) 依调味品的商品性质和经营习惯分类

目前，可将中国消费者所常接触和使用的调味品分为六类。

1. 酿造类调味品

酿造类调味品是以含有较丰富的蛋白质和淀粉等成分的粮食为主要原料，经过处理后进行发酵，即借有关微生物酶的作用产生一系列生物化学变化，将其转变为各种复杂的有机物。此类调味品主要包括酱油、食醋、酱、豆豉、豆腐乳等。

2. 腌菜类调味品

腌菜类调味品（图 2-7-1）是将经蔬菜加盐腌制，通过有关微生物及鲜菜细胞内的酶的作用，将蔬菜体内的蛋白质及部分糖类等转变成氨基酸、糖分、香气及色素，使其变成具有特殊风味的食物。其中有的经加淡盐水浸泡、发酵而成湿态腌菜，有的经脱水、盐渍发酵而成半湿态腌菜。此类调味品主要包括榨菜、芽菜、冬菜、霉干菜、腌雪里蕻、泡姜、泡辣椒等。

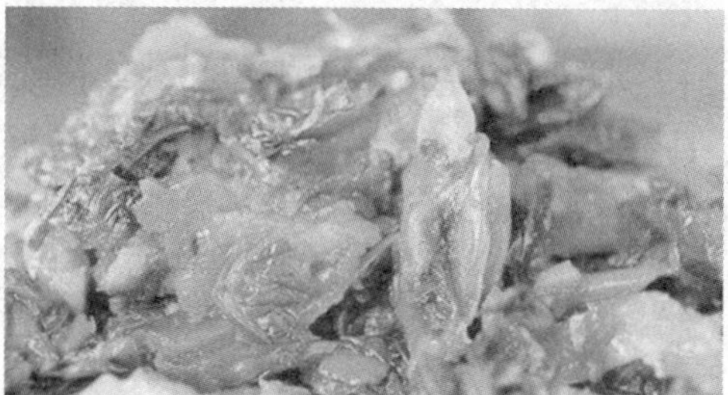

图 2-7-1　腌菜类调味品

3. 鲜菜类调味品

鲜菜类调味品（图 2-7-2）主要是新鲜植物。此类调味品主要包括葱、蒜、姜、辣椒、芫荽、辣根、香椿等。

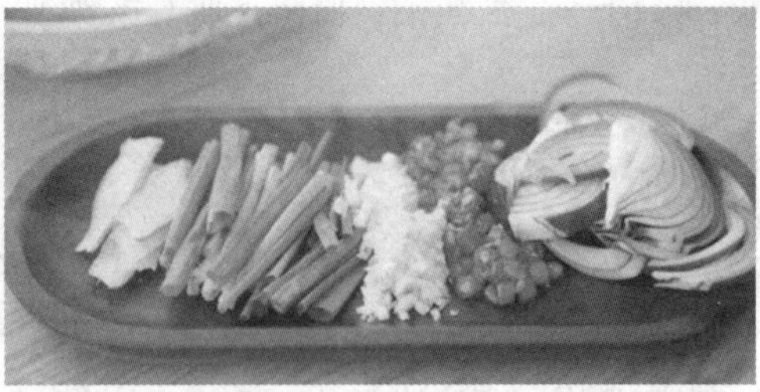

图 2-7-2 鲜菜类调味品

4. 干货类调味品

干货类调味品（图 2-7-3）大都是由根、茎、果干而制成，含有特殊的辛香或辛辣等味道。此类调味品主要包括胡椒、花椒、干辣椒、八角、小茴香、芥末、桂皮、姜片、姜粉、草果等。

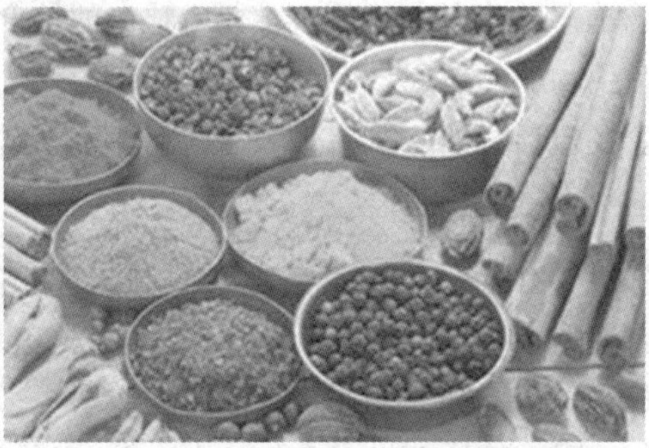

图 2-7-3 干货类调味品

5. 水产类调味品

水产类调味品（图 2-7-4）主要是由水产中的部分动植物经过干制或其他加工而成，其蛋白质含量较高，具有特殊鲜味。此类调味品主要包括水珍、鱼露、虾米、虾皮、虾籽、虾酱、虾油、蚝油、蟹制品、淡菜、紫菜等。

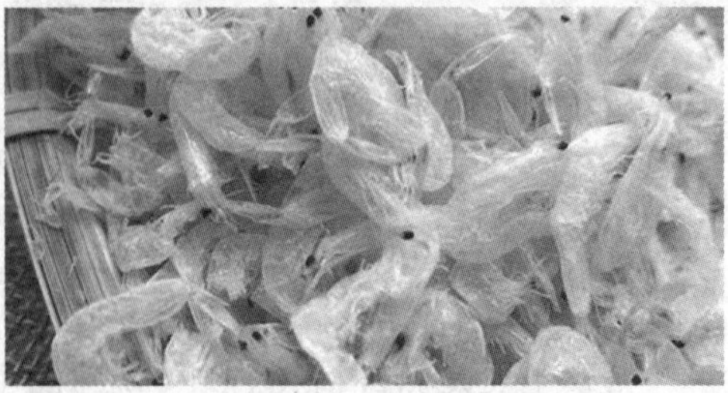

图 2-7-4 水产类调味品

6. 其他类调味品

其他类调味品即不属于前面各类的调味品，主要包括食盐、味精、糖、黄酒、咖喱粉、五香粉、芝麻油、芝麻酱、花生酱、沙茶酱、银虾酱、番茄沙司、番茄酱、果酱、番茄汁、桂林辣椒酱、椒油辣酱、芝麻辣酱、花生辣酱、油酥酱、辣酱油、辣椒油、香糟、红糟、菌油等。

（三）按调味品成品形状分类

按调味品成品形状可分为酱品类（沙茶酱、豉椒酱、酸梅酱、XO 酱等）、酱油类（生抽王、鲜虾油、豉油皇、草菇老抽等）、汁水类（烧烤汁、卤水汁、喼汁、OK 汁等）、味粉类（胡椒粉、沙姜粉、大蒜粉、鸡粉等）、固体类（砂糖、食盐、味精、豆豉等）。

（四）其他分法

调味品还可以按其他方法进行分类，如按地方风味分，有广式调料、川式调料、港式调料、西式调料等；按烹制用途分，有冷菜专用调料、烧烤调料、油炸调料、清蒸调料、火锅调料、糟货调料等；还有一些特色品种调料，如涮羊肉调料。另外，调味品的种类繁多，其中的一些产品有专有的分类标准，如在中国，酱油可以分为酿造酱油、配制酱油等。

三、常见的调味品

1. 酱油

酱油（图 2-7-5）可使菜肴入味，更能增加食物的色泽。适合红烧及制作卤味。

2. 麻油

麻油（香油）（图 2-7-6）可在菜肴起锅前淋上，可增香味。腌制食物时，亦可加入麻油以增添香味。

3. 米酒

在烹调鱼、肉类时添加少许的米酒（图 2-7-7）可去腥味。

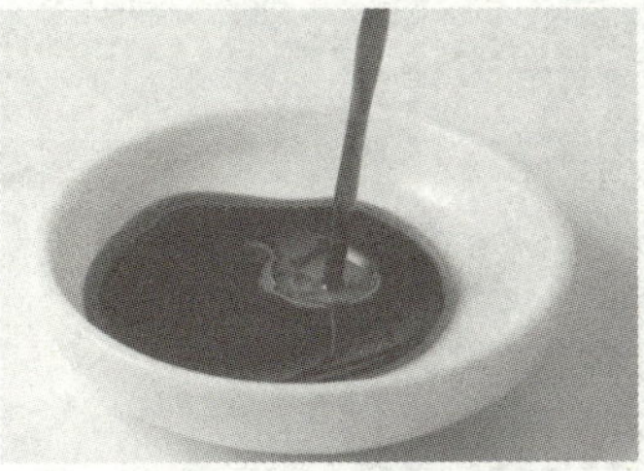

图 2-7-5　酱油

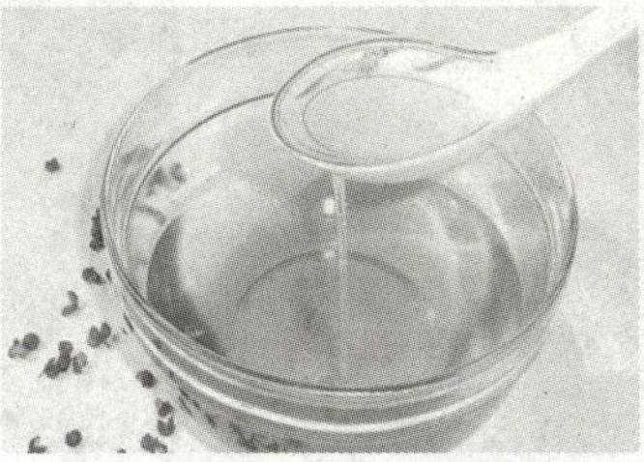

图 2-7-6　麻油

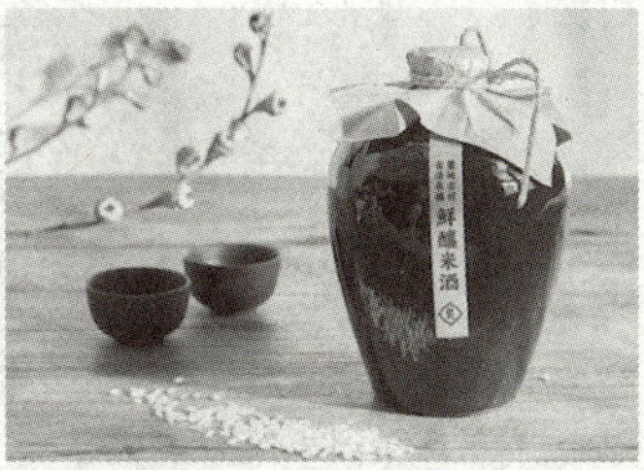

图 2-7-7　米酒

4. 辣椒酱

辣椒酱（图 2-7-8）即红辣椒磨成的酱，呈赤红色黏稠状，又称辣酱。可增添辣味，并增加菜肴色泽。

5. 甜面酱

甜面酱（图 2-7-9）本身的味道较咸，用油以小火烘炒后可去酱酸味，也可用水调稀，并加少许糖调味，风味更佳。

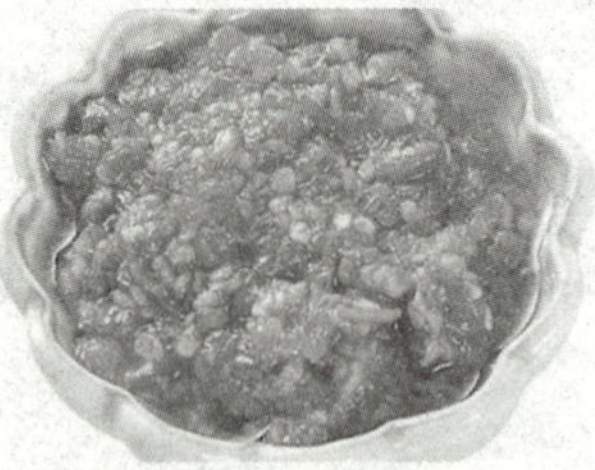

图 2-7-8　辣椒酱

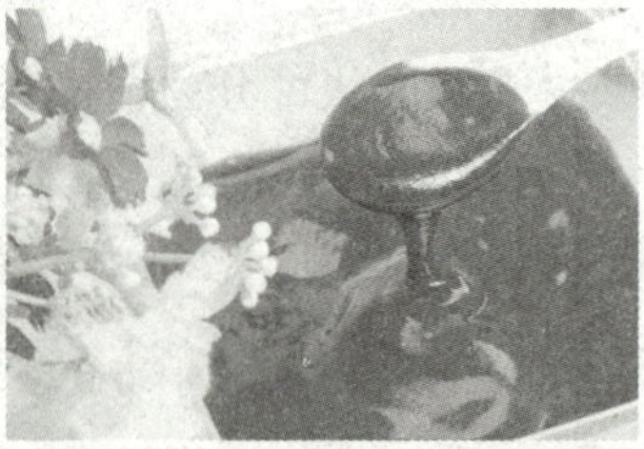

图 2-7-9　甜面酱

6. 辣豆瓣酱

以豆瓣酱（图 2-7-10）调味的菜肴无需加入太多酱油，以免成品过咸，用油爆过后，其色泽及味道更好。

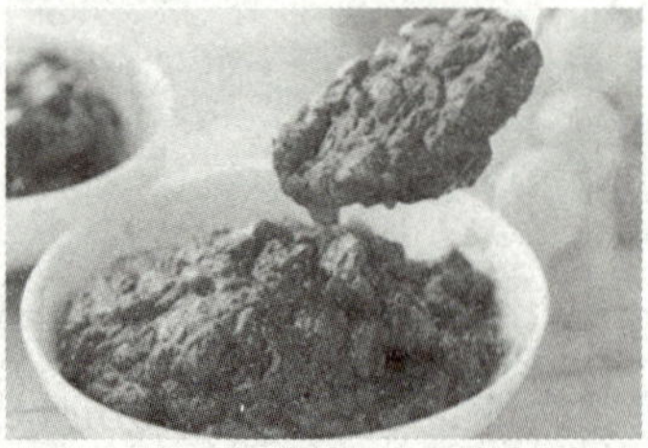

图 2-7-10　辣豆瓣酱

7. 芝麻酱

芝麻酱（图 2-7-11）本身较干，可用冷水或冷高汤调稀。

8. 番茄酱

番茄酱（图 2-7-12）常用于制作茄汁、糖醋等菜肴，可增加菜肴色泽。

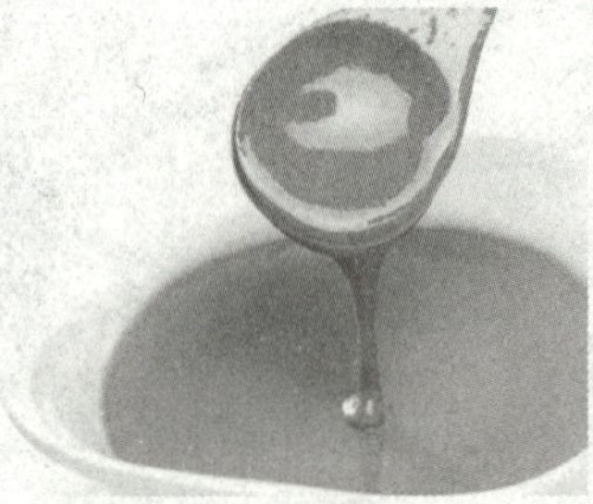

图 2-7-11　芝麻酱

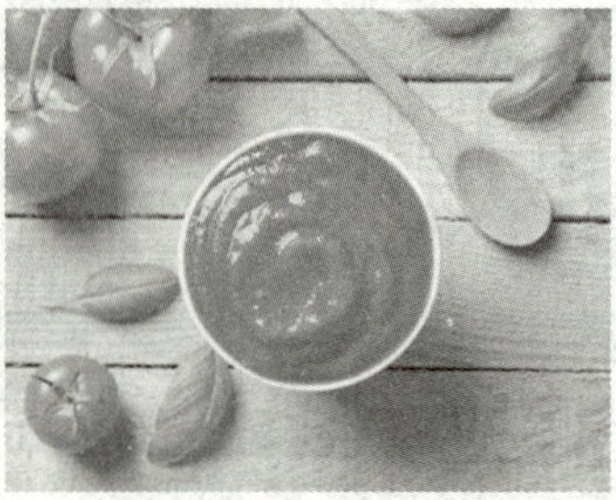

图 2-7-12　番茄酱

9. 醋

醋（图 2-7-13）的种类有许多，其中乌醋不宜久煮，于起锅前加入即可，以免香味散去；白醋略煮可使酸味较淡。

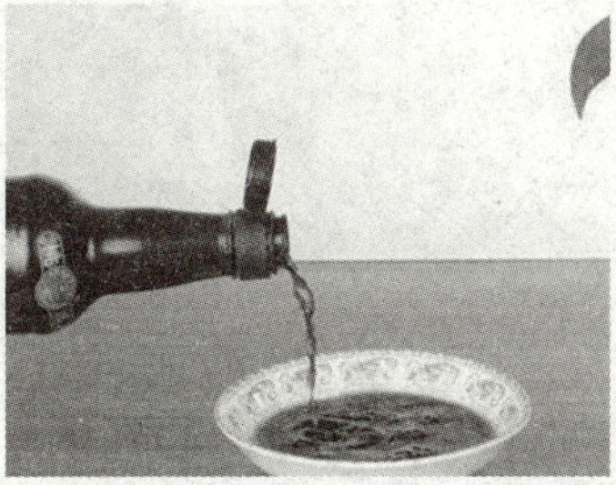

图 2-7-13　醋

10. 鲍鱼酱

鲍鱼酱（图 2-7-14）即采用天然鲍鱼经浓缩制造而成，适用于煎、煮、炒、炸、卤等烹饪方式。

11. XO 酱

XO 酱（图 2-7-15）大部分由诸多海鲜精华浓缩而成，适用于各种海鲜料理。

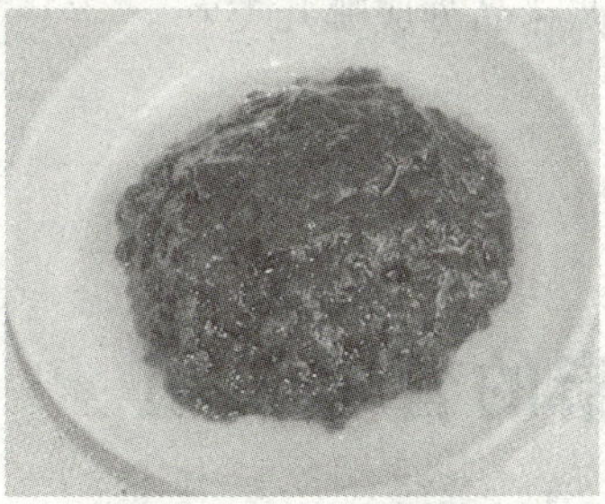

图 2-7-14　鲍鱼酱

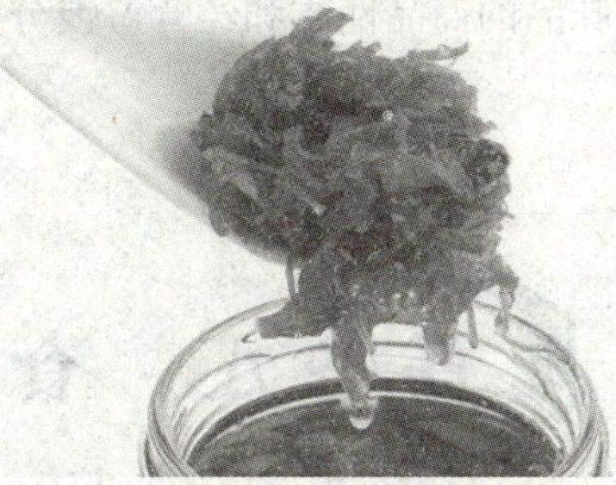

图 2-7-15　XO 酱

知识链接

调味品的发展历程

调味品基本上可以分为以下三代。

第一代为单味调味品，如酱油、食醋、酱、腐乳及辣椒、八角等天然香辛料，其盛行时间最长，跨度数千年。

第二代为高浓度及高效调味品，如超鲜味精、甜蜜素、阿斯巴甜、甜叶菊和木糖等，还有酵母抽提物、食用香精、香料等。此类高效调味品从 20 世纪 70 年代流行至今。

第三代为复合调味品，即用两种或两种以上调味品配制而成的调味品，如鸡精、番茄沙司等。现代化复合调味品起步较晚，20 世纪 90 年代才开始迅速发展。

思考与练习

一、填空题

1. 广义上的调味品包括（　　　　）、酸味剂、（　　　　）、鲜味剂和辛香剂等，像食盐、酱油、醋、味精、（　　　　）、八角、茴香、（　　　　）、芥末等都属此类。

2. 香味调味品有（　　　）、（　　　）、花椒、（　　　　）、香糟、芝麻油、桂皮酱、（　　　　）、丁香花、玫瑰花等。

3. 腌菜类调味品包括（　　　　）、芽菜、冬菜、（　　　　）、腌雪里蕻、（　　　　）、泡辣椒等。

二、简答题

1. 常见的调味品有哪些？

2. 调味品按成品形状分为哪些？

3. 依调味品的商品性质和经营习惯分类，可将调味品分成哪几类？

任务八　食用油脂的营养价值

任务目标

- 了解食用油脂。
- 掌握食用油脂的特点。
- 了解食用油脂的应用范围。
- 了解食用油脂的营养价值。
- 了解常见的食用油。

任务案例

地沟油也可以变废为宝

根据2014年10月29日网易新闻报道：2012年3月，中国石油集团川庆钻探工程有限公司科研人员以从合法渠道购进的食用废弃油（地沟油）为基础原油料，经提纯、改性和复配，成功研发出钻井液用生物油润滑剂，该润滑剂有利于保护地层，降低成本。

将“地沟油”研发成钻井润滑油，在石油钻井领域实现规模化应用，中国石油集团川庆钻探工程有限公司这一科研成果在国内尚属初创。截至 2014 年 10 月 21 日，该成果已在 120 口水平井钻井中推广应用，累计用量达 700 余吨，为绿色、高效、低成本的开展石油钻井工作提供了新的技术支撑。

想一想：

(1) 你知道地沟油有哪些危害吗?

(2) 日常生活中你经常食用哪些油类?

案例分析：地沟油是一种质量极差、极不卫生的非食用油。一旦食用地沟油，它会破坏人体的白细胞和消化道黏膜，引起食物中毒，甚至致癌，所以地沟油是严禁用于食用油领域的。但是，也确有一些人私自生产、加工地沟油并将其作为食用油低价销售给一些小餐馆，给人们的身体健康带来极大的伤害。正因如此，地沟油这个名称已经成为会给人体造成伤害的各类劣质油的代名词。

知识探究

一、食用油脂

食用油脂也称作液体植脂末、液体奶精等。食用油脂是人们每日膳食中不可缺少的重要组成部分，是供给人体热能的三大营养素之一，并且是提供人体所需的必需脂肪酸、脂溶性维生素及磷脂的重要来源。食物在煎、炒、烹、炸时都需要油脂。

食用油脂有动物脂肪和植物油两大类，由于它们的来源、性状和稳定性等方面有所不同，因此营养价值也不同。动物脂肪包括猪脂和牛、羊脂等动物体脂、乳脂，以及海洋鱼类的脂肪；植物油有豆油、菜籽油、花生油、棉籽油、芝麻油、葵花籽油、亚麻油、核桃油、玉米油、米糠油等。近年来，我国还引种和发展了含油量非常丰富的木本植物(如油棕、油橄榄、油茶和油瓜等)，其含油率均达 40.0%~81.9%，是提高我国食用油脂产量的新途径之一。

二、食用油脂的特点

(1) 具有良好的冲调性。其在水、乳品及饮料中的溶解度为 100%，可以任何比例溶解。

(2) 性能稳定。其在冷、热水及牛奶中无油滴上浮现象。

(3) 乳白度高。

(4) 耐酸性强。在酸性（代乳）饮料、奶茶、冷饮等产品中添加食用油脂可增强口感。

(5) 加热及冷冻均不破乳。

三、食用油脂的应用范围

食用油脂主要应用于面点、速冻食品、方便食品、糕点、含乳（代乳）饮料、沙拉酱及熟食制品等的加工工序中，还可用于糖果、巧克力、饼干等食品的加工工序中，也可作为润滑剂和护手剂使用。其能够补充乳品、饮料、冷食等产品中脂肪的含量，增加营养；增强奶质感，去除异味，具有很强的增白效应；提高奶粉、豆奶粉的奶白度及口感；增强糕点的美观度，使面粉组织细腻；防止面食及糕点老化，延长食品保质期。

四、食用油脂的营养价值

动物脂肪主要含饱和脂肪酸，其胆固醇的含量较高，如在膳食中摄取过多，会使血液中的胆固醇含量增加，与高脂血症、冠心病的发病率和死亡率呈显著相关。因此，患有高脂血症及高血压症的病人应少吃动物油脂，平时应吃瘦猪肉和瘦牛肉。但肥肉如烹调得法也可适量进食。肥肉经过长时间炖、煮、熬炼后，饱和脂肪酸及胆固醇的含量会下降很多，老年人可少量进食，以增加副食的种类。

在烹制菜肴时，添加动物脂肪可增加其美味。例如猪油色白，并有肉香味，可烹制一些清白色的菜肴，如芙蓉菜肴等，不仅洁白光亮，且口感滑嫩。有些蔬菜如萝卜，本身脂肪含量较少，若用猪油来烹制，则吃起来就会润滑而有香味，可增加食欲。

在日常生活中提倡杂食，油脂也同样，不应单一地选择植物性脂肪，可适量增加动物脂肪（包括动物性食品），植物油和动物油的比值以 1∶0.7 为宜。植物油的品种很多，常用的有豆油、花生油、玉米油、菜籽油、葵花籽油等。这些油脂中含有较多的多不饱和脂肪酸和维生素 E，其中豆油中的含量最高，而且还含有钾、钠、钙、磷、铁、锌、锰、硒等多种无机盐及微量元素。目前市场上销售的高级烹调油就是用以上油脂为原料，经五脱、六脱精炼而成的。所谓脱就是脱酸、脱胶、脱臭、脱色、脱蜡、脱过氧化物，即脱去油中一切有害的、不利于保存的物质。按国际标准，过氧化物的含量不超过 0.15%，并经五脱精炼以上的油为国际高级烹调油。

五、常见的食用油

（一）大豆油

大豆油是从大豆中压榨提取出来的一种油，通常被称为“大豆色拉油”，是最常用的烹调油之一。大豆油富含多种宝贵的营养成分，在加工成成品油后必须注意保鲜。大豆油的颜色较深，炒菜遇热后比较容易起泡。市面上的大豆油大多是精炼油，适合炒菜。大豆油的保质期最长也只有一年，质量越好的大豆油应该颜色越浅，为淡黄色，清澈透明、无沉淀物，无豆腥味的液体，温度低于0 ℃以下时，优质大豆油会有油脂结晶析出。

豆油味甘辛、性热，具有驱虫、润肠的作用。豆油可治肠道梗阻、大便秘结不通，还可治疗多种疮疥、毒瘀等。

（二）玉米油

玉米油又名粟米油、玉米胚芽油，是从玉米胚芽中提炼出的油。玉米胚芽脂肪含量在17%~45%，占玉米脂肪总含量的80%以上。玉米油色泽金黄透明，清香扑鼻，特别适合快速烹炒和煎炸食品，在高温煎炸时具有相当的稳定性。用其油炸的食品香脆可口，烹制的菜肴既能保持菜品原有的色、香、味，又不损失营养价值。用玉米油调拌的凉菜香味宜人，且在烹调中油烟少、无油腻。

玉米油中的脂肪酸特点是不饱和脂肪酸含量高达80%~85%。玉米油本身不含有胆固醇，它对于血液中胆固醇的积累具有溶解作用，故能减少对血管产生的硬化影响。对老年性疾病如动脉硬化、糖尿病等具有积极的防治作用。由于天然复合维生素E的功能，其对心脏疾病、血栓性静脉炎、生殖机能类障碍、肌萎缩症、营养性脑软化症等均有明显的疗效和预防作用。

（三）花生油

花生油淡黄透明、色泽清亮、气味芬芳、滋味可口，是一种比较容易消化的食用油。花生油含不饱和脂肪酸80.0%以上（其中含油酸41.2%、亚油酸37.6%），此外还含有软脂酸、硬脂酸和花生酸等饱和脂肪酸19.9%。花生油的脂肪酸构成是比较好的，易于被人体消化、吸收。食用花生油可使人体内胆固醇分解为胆汁酸并排出体外，从而降低血浆中胆固醇的含量。另外，花生油中还含有甾醇、麦胚酚、磷脂、维生素E、胆碱等对人体有益的物质。经常食用花生油可以防止皮肤皲裂老化，保护血管壁，防止血栓的形成，有助于预防动脉硬化和冠心病。花生油中的胆碱还可以改善人脑的记忆力，延缓脑功能衰退。

（四）芝麻油

芝麻油是从芝麻中提炼出来的、具有特别香味的油，又称香油、麻油，是日常饮食中必不可少的调味佳品。无论是做凉菜、热菜，还是做汤，都可以用它提味。

香油富含维生素E、胡萝卜素、饱和及不饱和脂肪酸、磷脂、甾醇、豆甾醇、菜油甾醇、环木菠萝烯醇、角鲨烯等。香油的脂肪酸中不饱和脂肪酸约占84%，消化吸收率较高，可达98%。

宜食者：老少皆宜，每次2~4 g即可。习惯性便秘患者早晚空腹喝一口香油，能润肠通便；也适宜患有血管硬化、高血压、冠心病、高脂血症、糖尿病、大便干燥难解、蛔虫性肠梗阻者等病症者食用。此外，香油还适宜从事繁重体力劳动者及有抽烟习惯和嗜酒的人食用。

忌食者：患有急性胃肠炎、腹泻等病症者忌多食香油。

(五) 橄榄油

橄榄油属木本植物油，是由新鲜的油橄榄果实直接冷榨而成的，其不经加热和化学处理，保留了天然营养成分。橄榄油被认为是迄今所发现的油脂中最适合为人体补充营养的油脂。

橄榄油和橄榄果渣油在地中海沿岸国家有几千年的历史，在西方被誉为“液体黄金”“植物油皇后”“地中海甘露”，原因在于其极佳的天然保健功效、美容功效和理想的烹调用途。可供食用的高档橄榄油是用初熟或成熟的油橄榄鲜果通过物理冷压榨工艺提取的天然果油汁（剩余物通过化学法提取橄榄果渣油），是世界上以自然状态的形式供人类食用的木本植物油之一。

橄榄油富含丰富的单不饱和脂肪酸——油酸，还含有维生素 A、维生素 B、维生素 D、维生素 E、维生素 K 及抗氧化物等。橄榄油的突出特点是含有大量的单不饱和脂肪酸，其单不饱和脂肪酸除能为人体供给热能外，还能调整人体血浆中高、低密度脂蛋白胆固醇的比例，能增加人体内的高密度脂蛋白（好胆固醇）的水平和降低低密度脂蛋白（坏胆固醇）水平，从而能防止人体内胆固醇过量。因此，对于习惯摄食肉类食物而导致饱和脂肪酸与胆固醇摄入过多的人，选择橄榄油做食用油，便能有效地发挥其降血脂的功能，从而可以防止发生高血脂、脂肪肝等症并保护心脏，有助于减少高血压、冠心病、脑中风等病的发生风险。

(六) 茶油

茶油是油茶籽油的俗称，又名山茶油、山茶籽油，是从山茶科、山茶属植物的普通油茶成熟种子中提取的纯天然高级食用植物油，其色泽金黄或浅黄，品质纯净，澄清透明，气味清香，味道纯正。

茶油是稀有的木本植物油，比花生油、大豆油等草本植物油有更高的不饱和脂肪酸含量（茶油的不饱和脂肪酸含量高达 90%），食用后容易被人体吸收，同时还能促进人体对脂溶性维生素及钙、铁、锌等微量元素的吸收。茶油中含量丰富的不饱和脂肪酸能使血液中胆固醇的浓度降低，可以防止动脉硬化，抑制和预防冠心病、高血压等心脑血管疾病。

茶油不含会使人体致癌的黄曲霉毒素，长期食用茶油对高血压、心脏病等疾病有一定的预防作用，特别适合中老年人食用。茶油对降低胆固醇和抗癌也有一定的功效，在国际上被称“长寿油”。不饱和脂肪酸有“美容酸”之称，而茶油的不饱和脂肪酸含量是食用油中含量最高的。每天摄入足够的不饱和脂肪酸对润泽皮肤和乌黑头发有重要的作用。

（七）葵花籽油

从葵花籽中提取的油类被称为葵花籽油，油色金黄，清明透亮，有清香味，是欧洲人、俄罗斯人的主要食用油。由于它含有丰富的亚油酸和丰富的维护人体健康的营养物质，所以它在国外被誉为保健佳品、高级营养油或健康油等。

葵花籽油含有大量的亚油酸等人体必需的不饱和脂肪酸，可以促进人体细胞的再生和成长，保护皮肤健康，并能减少胆固醇在血液中的淤积，是一种高级营养油。葵花籽油凝固点低，易被吸收。其中还含有比较多的维生素 A 和胡萝卜素，有治疗夜盲症、预防癌症、降低血清胆固醇浓度的作用。

（八）棕榈油

棕榈油是一种热带木本植物油，是目前世界上生产量、消费量和国际贸易量最大的植物油品种，与大豆油、菜籽油并称为“世界三大植物油”，拥有超过五千年的食用历史。

棕榈油由油棕树上的棕榈果压榨而成，果肉和果仁分别产出棕榈油和棕榈仁油，传统概念上所言的棕榈油只包含前者。棕榈油经过精炼分提，可以得到不同熔点的产品，分别在餐饮业、食品工业和油脂化工业拥有广泛的用途。东南亚和非洲作为棕榈油的主要产出区，产量约占世界棕榈油总产量的 88%，印度尼西亚、马来西亚和尼日利亚则是世界排名前三的生产国。

棕榈油含均衡的饱和与不饱和脂肪酸酯，其中 50% 为饱和脂肪酸，40% 为单不饱和脂肪酸，10% 为多不饱和脂肪酸。人体对棕榈油的消化和吸收率超过 97%，和其他所有植物食用油一样，棕榈油本身不含有胆固醇。

知识链接

食用油的烹调方式

花生油：适合一般炒菜，如烘烤、久煮、煸炒。应尽量避免高温油煎和油炸。

大豆油：适宜低温烹调，如做面点、煲汤及调馅。

橄榄油：用橄榄油凉拌、烘焙、嫩煎食物较好，避免油炸。如果是高级初榨橄榄油，最好只用于凉拌或做汤。

芝麻油：用于凉拌、蘸料或做汤添加较好。芝麻油的香气经不住高温加热。

亚麻籽油：最好用于凉拌，因为亚麻籽油易氧化聚合，最不耐热。

小麦胚芽油：可以用来做酱、酱汁和蘸料，不宜加热。

茶油：耐热性较好，适合日常炒菜，也可用作凉拌菜。

猪油、黄油、牛油：常被用来加工面点、煎炸食品，打造酥脆的口感。

思考与练习

一、填空题

1. 橄榄油富含丰富的单不饱和脂肪酸——油酸，还有维生素（　　　）、维生素（　　　）、维生素（　　　）、维生素 E、维生素 K 及抗氧化物等。

2. 葵花籽油被誉为（　　　）、（　　　）或（　　　）等。

3. 棕榈油是一种热带木本植物油，与（　　　）、（　　　）并称为“世界三大植物油”，拥有超过五千年的食用历史。

二、简答题

1. 食用油脂的应用范围有哪些？

2. 食用油脂有哪些特点？

3. 生活中常见的食用油有哪些？

项目三

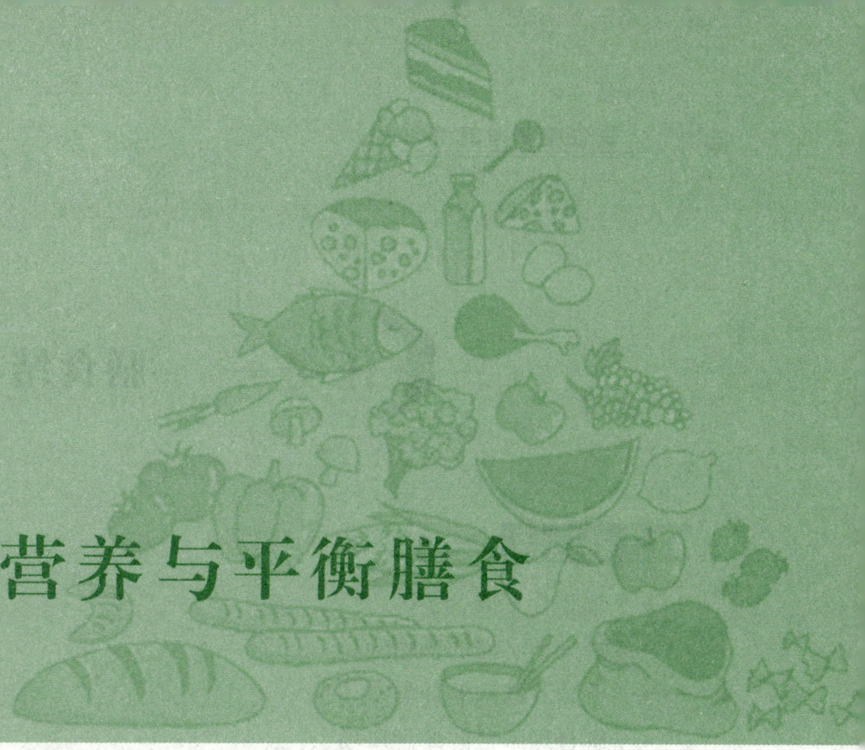

合理营养与平衡膳食

项目简介

古语有云：“民以食为天。”一日要吃三餐，人吃饱饭不只是为了填饱肚子或是解馋，主要是为了摄取食物中的营养素来保证身体的正常发育和健康。人类膳食中的营养素主要有蛋白质、脂肪、糖类、维生素、矿物质（包括微量元素）、水和纤维素七大类。任何一种单一食物都不能提供人体所需的全部营养素。因此，人类的膳食必须由多种食物组成，且各种食物组成比例要合适，只有这样，才能达到膳食平衡和促进健康的目的。

不合理的饮食会使营养不平衡，从而影响身体内环境，破坏体内生物代谢过程，加速机体衰老。老年常见病、多发病往往在壮年时期就已开始发作。到中年以后，由于机体逐渐衰老退化，各组织器官的生理功能减退，新陈代谢功能降低，尤其是胃肠消化功能减弱，如果饮食不合理，会使体内新陈代谢受到影响，使身体营养失去平衡。营养过剩则会导致心血管疾病、脑血管疾病及糖尿病等症，所以，在青壮年时期就应做到饮食合理、营养均衡。

项目分解

任务一　膳食结构

任务二　认识热能

任务三　中国居民平衡膳食宝塔

任务四　特定人群的营养与膳食

任务一　膳食结构

任务目标

- 了解膳食平衡。
- 掌握人类必需的食物种类。
- 掌握膳食结构的种类。
- 了解合理膳食的注意事项。

任务案例

饮食营养不均衡正冲击全球民众的健康

2019 年 5 月 9 日，人民网的国际频道引用法国新闻社报道：世界卫生组织做的一项全球范围的研究调查结果指出，在全球 195 个国家中，饮食营养不均衡正在冲击民众的健康。在全球死亡人数中，每 5 人中就有 1 人死于饮食营养不均衡。

世界卫生组织全球疾病事务小组的 130 名学者及研究员做的调查指出："吃得不好"有可能导致死亡。他们的报告称，2017 年全球有 1100 万人死亡，而每 5 个死亡案例中就有 1 人是因饮食营养水平低而死亡的，这比抽烟导致的死亡率还高（每年抽烟导致约 800 万人死亡）。

想一想：

（1）你知道引发饮食营养不均衡的因素有哪些吗？

（2）饮食营养不均衡会导致什么样的后果？

（3）你认为人们该如何做才能避免饮食营养不均衡？

案例分析：造成饮食营养不均衡的主要因素有盐分摄入量多、全谷物摄入不足及每日水果摄入量太少。不均衡的饮食营养会引发很多种慢性疾病，如肥胖、"三高"、心脑血管疾病等，现如今人们越来越多地意识到营养对慢性病的影响。

知识探究

一、膳食结构

（一）了解膳食结构

饮食又称“膳食”，是指人们日常所吃的食品。人们通过饮食来获得所需要的各种营养素和能量，维护自身健康。

营养的满足应该主要通过饮食来完成。食物能够提供一系列对身体有益的营养物质和其他合成物质。在某些特定情况下，强化食品和膳食补充物可能会帮助增加一种或多种仅靠一般饮食而使摄入量不足的营养物质。然而，尽管在某些情况下会推荐食用膳食补充物，但它仍然不能代替健康的饮食。通过合理、平衡的膳食和持续的身体锻炼来改善健康状况，才能降低主要慢性疾病的发病风险。

（二）膳食平衡

膳食平衡是指膳食中所含的营养素种类齐全、数量充足、比例适当，即氨基酸平衡、热量营养素平衡、酸碱平衡以及各种营养素摄入量之间也要平衡，只有这样才利于营养素的吸收和利用。

日常生活中人们将必需食物分为以下五类。

第一类是粮食类，是热量的主要来源。一般轻体力劳动者每天的摄入量以300~500 g为宜，其余的热量由副食品供给，所以粮食类食物占热能供给量的60%~70%，约占膳食总量的32%。

第二类是富含动物蛋白质的食品，包括瘦肉、蛋、禽、鱼等，成年人每天应摄入70~100 g的蛋白质。人体对动物蛋白质的吸收率高于植物蛋白，较为理想的蛋白质摄入源应是动物蛋白占1/4，豆类蛋白占1/4，其余1/2则由粮食供给。因此，营养专家建议，每人每天应摄入禽、畜肉类50~100 g，鱼虾类50 g，蛋类25~50 g。此类食物应占膳食总量的13%。

第三类是豆、乳及其制品，因豆类富含蛋白质、不饱和脂肪酸和卵磷脂等，其蛋白质中氨基酸的组成接近人体需要，所以每人每天应补充豆类50 g、奶类100 g。此类食物占总量的9.5%。

第四类是蔬菜、水果，这是人体维生素、无机盐和膳食纤维的主要来源，但因蔬菜品种很多，营养成分也存在很大差异。如绿叶类蔬菜含大量的胡萝卜素、抗坏血酸以及钙、磷等无机盐；根茎类蔬菜有丰富的淀粉、蛋白质和胡萝卜素；鲜豆类蔬菜中的碳水化合物、铁及硫胺素是其他蔬菜所不能比的，所以每人每天应摄入400~500 g，其中绿叶菜应保持1/2以上。新鲜的水果是抗坏血酸的良好来源，可以提供大量的蛋白质、磷、铁等无机盐，所以每人每天应摄入100~200 g鲜果。此类食物应占总量的40%。

第五类是油脂类，油脂类可供给热量，促进脂溶性维生素的吸收，供给不饱和脂肪酸。植物油所含的必需脂肪酸比动物油高，而动物油的饱和脂肪酸多，脂肪熔点也比较高，不易被人体消化吸收，所以应少吃动物脂肪，多吃植物油。因此，营养学家建议油脂的摄入比例为饱和脂肪酸与多烯不饱和脂肪酸及单烯不饱和脂肪酸各占1/3。油脂应按每千克体重每天摄入1 g，约占总膳食比重的1.5%。

综上所述，以上五类食物长期缺乏任何一种都会影响身体健康，为保持均衡膳食，人们不宜吃得太精细，更不应在节日中暴饮暴食，真正做到粗细搭配、有荤有素，健康就会更有保障。

二、世界上典型的四种膳食结构

膳食结构类型的划分有许多方法，但最重要的依据仍是动物性和植物性食物在膳食构成中的比例。根据膳食中植物性食物所占的比重，以及以能量、蛋白质、脂肪和糖类的供给量作为划分膳食结构的标准，可将世界不同地区的膳食结构分为以下四种类型。

（一）动植食物平衡的膳食结构

目前这种膳食结构已受到西方膳食模式的影响。这种膳食中动物性食物与植物性食物的比例比较适当。日本人的膳食可以作为该类型的代表，该类型膳食的特点是：能量能够满足人体需要，又不至于过剩；蛋白质、脂肪和糖类的供能比例合理，来自植物性食物的膳食纤维和来自动物性食物的营养素（如铁、钙等）均比较充足，同时动物脂肪含量不高，有利于避免营养缺乏病和营养过剩性疾病，促进健康。此类膳食结构已经成为世界各国调整膳食结构的参考。

（二）以植物性食物为主的膳食结构（发展中国家）

该膳食构成以植物性食物为主、动物性食物为辅。大多数发展中国家的膳食均属此类型，其特点是：谷物食品消费量大，动物性食品消费量小。动物性蛋白质一般占蛋白质总量的10%~20%，植物性食物提供的能量占总能量近90%。该类型的膳食能量基本可满足人体需要，但蛋白质、脂肪摄入量均低，主要来自动物性食物的营养素（如铁、钙、维生素A等）摄入不足，营养缺乏病是这些国家人群的主要营养问题。但从另一方面看，以植物性食物为主的膳食结构，其膳食纤维充足、动物性脂肪较低，有利于冠心病和高脂血症的预防。

（三）以动物性食物为主的膳食结构（大多数欧美国家）

这种膳食结构是大多数欧美发达国家的典型膳食结构，属于营养过剩型的膳食。其主要特点是食物可提供高能量、高脂肪、高蛋白质但膳食纤维含量较低。与植物性为主的膳食结构相比，营养过剩是此类膳食结构国家人群所面临的主要健康问题。

（四）地中海膳食结构（意大利、希腊、法国、西班牙、葡萄牙等地中海沿岸国家）

该膳食结构的特点是居住在地中海地区的居民所特有的，意大利、希腊可作为该种膳食结构的代表。地中海地区居民心脑血管疾病发生率很低，这一现象已引起了西方国家的注意，并纷纷参照这种膳食模式改进自己国家的膳食结构。

其膳食结构的特点为：膳食富含植物性食物；食物加工程度低，新鲜度高；以橄榄油为主要食用油；每餐后吃新鲜水果；每天都有适量的奶制品；每周食用适量鱼禽；每月食适量红肉（畜肉）；习惯饮用葡萄酒。但其也存在问题，即这虽然是一种值得推崇的膳食结构，但普通家庭一般不容易做到。

三、各个时期的膳食结构

（一）儿童及青少年时期

儿童时期除非带有明显肥胖症的倾向，否则无需限制饮食。缺钙是中国儿童中的一个普遍现象。根据中国营养学会推荐标准，9 岁以下的小学生每天需摄入的钙含量为 800 mg，10—15 岁中小学生为 1000~1200 mg。而我国大部分中小学生的钙摄入量只达到推荐量的一半左右。这主要是由于中国家庭传统的膳食习惯造成的。学龄前儿童平衡膳食宝塔见图 3-1-1。

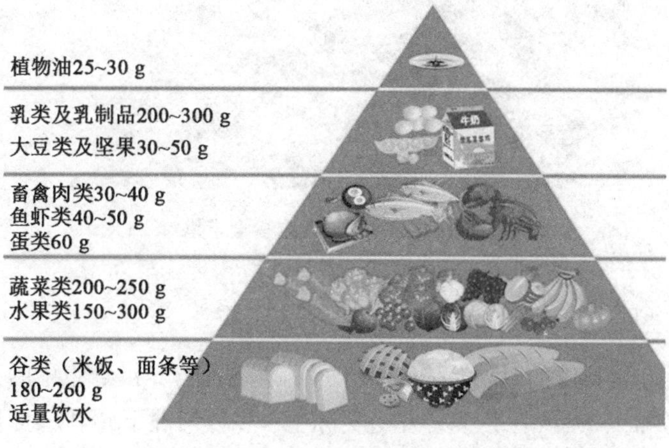

图 3-1-1　学龄前儿童平衡膳食宝塔

人们常食的面粉和蔬菜每天所提供的钙元素只占人体每天需要钙量的 30%左右，加之许多孩子偏食、挑食，而且较少参加户外劳动和体育锻炼，使其在生长发育的旺盛时期缺钙，使体内骨密度增高、骨皮质增厚，并使骨小梁排列等受到影响。药补不如食补，如果儿童缺钙，则要多吃富含钙的食物，通过调整膳食结构来补钙。

青少年时期若出现生长迟缓、表情呆滞、面无血色、多病等情况，则要注意从饮食上找原因，必要时要向医生咨询。千万不要贪吃害人的“三件套”配餐——汉堡包、炸薯条和汽水，因为里面含有的钠和脂肪对人体百害而无一利。这一时期，部分女孩可能因恐胖而过度节食，结果因营养缺乏而影响健康发育，后果也会不堪设想。有营养专家认为，青少年时期应养成喝豆浆的习惯，这对于日后预防心血管疾病大有好处。

（二）成年时期

进入成年时期，就开始接近易患心血管疾病的年龄，此时的健康饮食就是要多吃蔬菜、水果和鱼。医学界研究发现，番茄含有一种有益的抗氧化剂（番茄红素），能够预防前列腺癌、肺癌和胃癌。而且大豆中含有天然雌激素，这更使它具有特殊的药用价值。由于大豆可以降低胆固醇，所以餐桌上一定要有大豆。脂肪可以给人补充能量和维生素，不过要首选优质脂肪，如鱼和鹅。成年人饮食金字塔如图 3-1-2 所示。

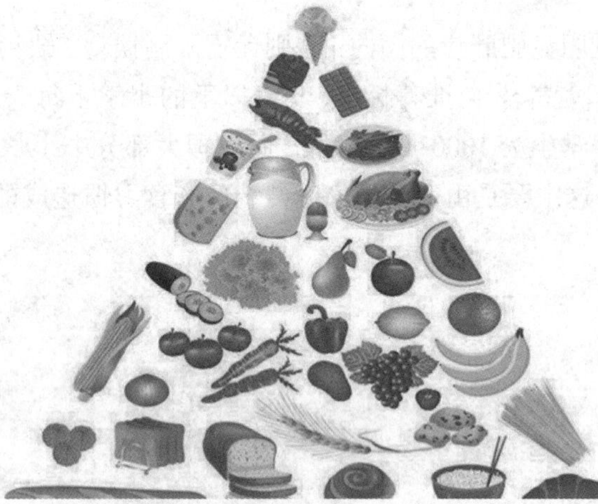

图 3-1-2　成年人饮食金字塔

（三）怀孕时期

怀孕是一个非常特殊的时期，孕妇一方面需要多吃营养供给腹中胎儿，另一方面又担心体重过分增加，产后无法恢复体型。实际上，多数情况下，孕妇根本无需改变生活习惯，重要的是保证饮食的平衡，特别是早餐的搭配更为关键。平时，孕妇应多吃一些富含叶酸的食品，如肝、菠菜、青菜、干果和奶酪等，这些食物有利于胎儿生长发育。中国孕期妇女平衡膳食宝塔如图 3-1-3 所示。

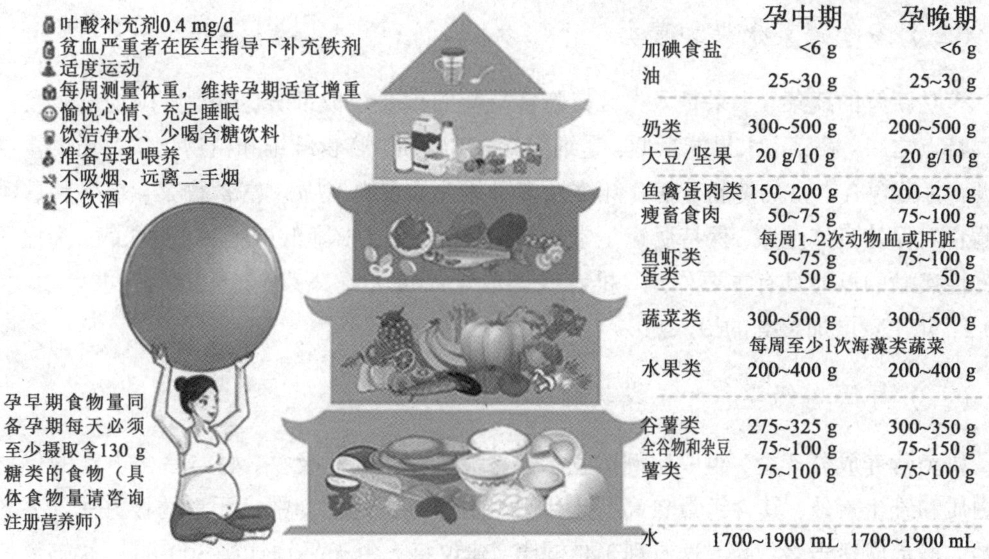

图 3-1-3　中国孕期妇女平衡膳食宝塔

（四）老年时期

老年人体质渐弱，食欲也不佳，所以食物必须营养丰富且易于消化，如铁质过多易造成肝癌；摄食过多的动物性脂肪可能会导致乳腺癌及大肠癌。老年人可多吃防癌、抗癌的食物，如菠菜、番茄、芹菜、苹果、枣子、柑橘、菠萝、豌豆、豆芽菜、胡萝卜等。

老年人合理饮食的基本原则是营养全面、品种多样。对于肥胖或者患有心脑血管疾病的老年人，应少吃些油脂和肉食。而对大多数老年人来讲，适当地进食些肉、鱼和蛋类，不仅不会对身体造成损伤，反而有益。老年人消化、吸收机能低下，食物应尽量切碎煮烂；油腻或油炸的食物不容易消化，多吃还会使摄入的脂肪过多，在日常的饮食中应加以节制。老年人尤其不要暴饮暴食，以免发生急性胃扩张、消化不良，以及诱发急性胰腺炎、胆囊炎、胆结石、胆绞痛、心肌梗死等。老年人应该采取少食多餐、定时定量的进食方式。老年人一般每天饮水 1500~2000 mL 比较合适，但在睡前要少饮水，以免小便过多，影响睡眠。老年人常会出现肾动脉硬化，所以对调节体内酸碱平衡及对其的储备能力较差，若食物搭配不当，则容易引起酸碱平衡失调。所以老年人的膳食中应做好荤素搭配，使身体保持酸碱平衡。

四、合理膳食的注意事项

（一）食物多样，谷类为主，粗细搭配

人类的食物是多种多样的。各种食物所含的营养成分不完全相同，每种食物都至少可提供一种营养物质。平衡的膳食结构必须由多种食物组成才能满足人体各种营养需求，达到合理营养、促进健康的目的。

（二）多吃蔬菜水果和薯类

多吃新鲜的蔬菜、水果是人类维持膳食平衡的重要组成部分，也是中国传统膳食的重要特点之一。蔬菜、水果能量低，是维生素、矿物质、膳食纤维和植物化学物质的重要来源；薯类含有丰富的淀粉、膳食纤维及多种维生素和矿物质。富含蔬菜、水果和薯类的膳食对保持身体健康，保持肠道正常功能，提高免疫力，降低患肥胖、糖尿病、高血压等慢性疾病的风险具有重要作用。推荐我国成年人每天吃蔬菜 300～500 g，水果 200～400 g，并注意增加薯类的摄入。

（三）每天吃奶类、大豆或其制品

奶类营养成分齐全，组成比例适宜，容易被人体消化、吸收。奶类除含丰富的优质蛋白质和维生素外，其含钙量较高，且利用率也很高，是膳食中钙元素的极好来源。各年龄人群都应适当多饮奶，这有利于骨健康，建议每人每天平均饮奶 300 mL，饮奶量过多或有高血脂和超重肥胖倾向者应选择低脂、脱脂奶。

（四）常吃适量的鱼、禽、蛋和瘦肉

鱼、禽、蛋和瘦肉均属于动物性食物，是人类优质蛋白质、脂类、脂溶性维生素、B 族维生素和矿物质的良好来源，是平衡膳食的重要组成部分。瘦畜肉的铁含量高且利用率好；鱼类的脂肪含量一般较低，且含有较多的多不饱和脂肪酸；禽类的脂肪含量也较低，且不饱和脂肪酸含量较高；蛋类富含优质蛋白质，各种营养成分比较齐全，是很经济的优质蛋白质来源。

目前，中国部分城市居民食用动物性食物较多，尤其是食入的猪肉过多，应适当多吃鱼、禽肉，少吃猪肉。相当一部分居民平均吃动物性食物的量还不足，还应适当增加。动物性食物一般都含有一定量的饱和脂肪酸和胆固醇，摄入过多可能增加患心血管病的风险。

（五）减少烹调油用量，吃清淡少盐膳食

脂肪是人体能量的重要来源之一，并可提供必需脂肪酸，有利于脂溶性维生素的消化与吸收，但是脂肪摄入过多也是引起肥胖、高血脂、动脉粥样硬化等多种慢性疾病的危险因素之一。膳食中盐的摄入量过高与高血压的患病率密切相关。食用油和食盐摄入过多是中国城乡居民共同存在的营养问题。为此，建议中国居民应养成吃清淡少盐膳食的习惯，即膳食不要太油腻，不要太咸，不要摄食过多的动物性食物和油炸、烟熏、腌制食物。

（六）食不过量，天天运动，保持健康体重

适量进食和坚持运动是保持健康体重的两个主要因素，食物给人体提供能量，运动

则消耗能量。如果进食量过大而运动量不足，多余的能量就会在体内以脂肪的形式积存下来，增加体重，造成超重或肥胖；相反若食量不足，则会由于能量不足而引起体重过低或消瘦。正常生理状态下，食欲可以有效控制进食量，不过有些人食欲调节不敏感，满足食欲的进食量常常超过实际需要，食不过量对他们来说意味着少吃，不可每顿饭都吃到十成饱。由于生活方式的改变，人们的运动量减少，目前我国大多数成年人体力活动不足或缺乏体育锻炼，应改变久坐少动的不良生活方式，养成天天运动的习惯，每天坚持多做一些消耗能量的活动。

（七）三餐分配要合理，零食要适当

要合理安排一日三餐的时间及食量，进餐应定时定量。早餐提供的能量应占全天总能量的25%~30%，午餐应占30%~40%，晚餐应占30%~40%，可根据职业、劳动强度和生活习惯进行适当调整。一般情况下，将早餐安排在6：30至8：30、午餐在11：30至13：30、晚餐在18：00至20：00为宜。要天天吃早餐并保证其营养充足，午餐要吃好，晚餐要适量。不暴饮暴食，不经常在外就餐，尽可能与家人共同进餐，并营造轻松愉快的就餐氛围。零食作为一日三餐之外的营养补充，可以合理选用，但来自零食的能量应计入全天能量摄入之中。

（八）每天足量饮水，合理选择饮料

水是膳食的重要组成部分，是一切生命所必需的物质，在生命活动中发挥着重要功能。体内水的来源有饮水、食物中含的水和体内代谢产生的水。水的排出主要通过肾脏，以尿液的形式排出，其次是经肺呼出、经皮肤和随粪便排出。进入体内的水和排出来的水基本相等，处于动态平衡。饮水不足或过多都会对人体健康带来危害。饮水应少量多次，要主动，不要感到口渴时再喝水，并最好选择白开水。

（九）如饮酒应限量

在节假日、喜庆和交际的场合，人们饮酒是一种习俗。白酒基本上是纯能量食物，不含其他营养素。无节制地饮酒会使食欲下降，减少食物的摄入量，以致发生多种营养素缺乏或是导致急慢性酒精中毒、酒精性脂肪肝，严重时还会造成酒精性肝硬化。过量饮酒还会增加患高血压、中风等疾病的风险，并可导致事故及暴力的增加，对个人健康和社会安定都是有害的，应该严禁酗酒。另外，饮酒还会增加患某些癌症的风险。若饮酒，应尽可能饮用低度酒，并控制在适当的限量以下。建议成年男性一天饮用酒的酒精量不超过25 g，成年女性一天饮用酒的酒精量不超过15 g。孕妇、儿童、青少年应忌酒。

（十）吃新鲜卫生的食物

食物放置时间过长就会变质，可能会产生对人体有毒有害的物质。另外，食物中还可能含有或混入各种有害因素，如致病微生物、寄生虫和有毒化学物等。吃新鲜卫生的

食物是防止食源性疾病、实现食品安全的根本措施。正确采购食物是保证食物新鲜卫生的第一关。烟熏食品及有些加色食品可能含有苯并芘或亚硝酸盐等有害成分，不宜多吃。食物经合理储藏可以保持新鲜，避免受到污染。高温加热能杀灭食物中大部分微生物，延长保存时间。一般的冷藏温度常为4~8 ℃，只适于短期储藏，而冻藏温度应低达-23~-12 ℃，可保持食物新鲜，适于长期储藏。烹调加工过程是保证食物卫生、安全的一个重要环节，需要注意保持良好的个人卫生以及食物加工环境和用具的洁净，避免食物烹调时的交叉污染。食物腌制要注意加足食盐，避免在高温环境下进行。有一些动物或植物性食物含有天然毒素，为了避免误食中毒，一方面需要学会鉴别这些食物，另一方面应了解去除不同食物毒素的具体方法。

知识链接

中国人的三餐原则

1. 营养早餐

早餐以主食为基础，如包子、馒头、花卷、烧饼等，每人可摄入50~100 g。应多吃一些富含优质蛋白质的食物，如鸡蛋、牛奶或火腿、酱牛肉等熟肉制品，还需要补充一定量的维生素，可选择饮用鲜榨果蔬汁，如橙汁、胡萝卜汁等。

2. 丰盛午餐

午餐应多吃一些高蛋白的食物，如鱼肉、鸡肉、牛肉、瘦猪肉和豆制品等。蔬菜可以选择一个凉拌菜和一个热菜，配以适量主食，每人可摄入100~250 g。

3. 清淡晚餐

晚餐以粥类、汤类为主，配以清淡的绿叶蔬菜，如果感觉饿，可以吃适量主食。

思考与练习

一、填空题

1. 所谓膳食平衡是指膳食中所含的营养素种类齐全、(　　　　)、(　　　　)，即氨基酸平衡、(　　　　)平衡、(　　　　)平衡以及各种(　　　　)摄入量之间也要平衡，只有这样才利于营养素的吸收和利用。

2. 日常生活中人们将必需食物分为五类，分别是(　　　　)，(　　　　)，(　　　　)，(　　　　)，(　　　　)。

3. 膳食结构中以植物性食物为主（发展中国家）的特点是谷类食物多，动物食物少，(　　　　)，膳食纤维充足，(　　　　)。

二、选择题

1. 有关合理营养的叙述中，下列错误的是(　　)。

A. 食物多样，谷类为主

B. 吃清淡少盐的食物

C. 喜欢吃的多吃，不喜欢的就少吃

D. 合理饮食指满足人体每天对能量和各种营养物质需要的饮食

2. 为了使儿子健康成长，一位母亲对其提出了合理膳食的要求，其中不科学的是(　　)。

A. 少吃油炸的食物　　B. 多吃蔬菜和水果

C. 每天早餐喝一袋牛奶　　D. 多吃精制面粉、大米

3. 小红为自己设计了四份早餐，其中营养搭配最合理的是(　　)。

A. 牛奶　鸡蛋　馒头　　B. 饼干　饮料　方便面

C. 肉丝面　水果　蔬菜　　D. 稀饭　鸡腿　油条

4. 常食五谷杂粮有利于健康，是因为(　　)。

A. 能治百病　　B. 容易消化、吸收

C. 营养丰富，为人体提供全面营养　　D. 色香味美

5. 膳食中不搭配蔬菜、水果会造成身体缺乏(　　)。

A. 淀粉和蛋白质　　B. 蛋白质和脂肪

C. 脂肪和维生素　　D. 维生素和无机盐

三、简答题

为自己制订一份合理的食谱。

任务二　认识热能

任务目标

- 了解热能的概念。
- 了解热能的来源。
- 掌握热量的单位换算。
- 了解热量与运动、减肥的关系。

任务案例

过瘦模特，这就是我们要的美丽吗?

如今，许多人都以瘦为美，一时间各种减肥产品销售火爆，因为减肥而患上厌食症者比比皆是。关于“模特是否过瘦”的争论已成为全球关注的问题。当美丽成为葬送性命的凶手时，全世界震惊了。年轻的姑娘们为了追求美不惜把自己推向死亡的边缘，时尚界开始自问：这就是我们要的美丽吗？最具影响力的米兰时装周推出了由时尚界和医生、营养学家、心理学家等专家评估的健康执照，将模特消瘦的下限规定在 BMI 为 18.5。从 2007 年 2 月的秋冬季时装周开始，身高 1.75 m 的模特，其体重若低于 55 kg，则无法在米兰登台（但地域和人种因素也会被考虑在内）。

值得注意的是，米兰时装周的消瘦禁令是由米兰市市长签署的。这意味着在米兰，禁绝过瘦模特不仅仅是行业内的自律行为，同时也是政府的态度，是具有法律效力的强制性行政指令。

想一想：

(1) 你的身边有体重过轻或是过于肥胖的人吗？你觉得他们的身体健康状况如何？

(2) 你听说过 BMI 吗？你觉得模特界的新规定有什么意义？

案例分析：身高体重指数又称肥胖指数，简称 BMI，是与体内脂肪总量密切相关的指标，其计算公式为：BMI=体重（kg）/身高的平方（m^2）。例如：一个人的身高为 1.75 m，体重为 68 kg，他的 $BMI=68/1.75^2=22.2$（kg/m^2）。

随着科技进步，BMI 的角色也慢慢改变，从医学上的用途变为一般大众的纤体指标。根据亚太地区人群的特点，一般把身高体重指数为 18.5~22.9（kg/m^2）作为合理体重的指标，过于偏低和偏高的都不健康，尤其肥胖是许多慢性病的基础，患高血压、糖尿病、高脂血症等慢性病的人多数体重超重甚至肥胖。这部分人群在购买食品时，要多关注营养标签上所注明的能量值及各类营养素含量，根据自己的身体状况选择合适的食品。

知识探究

一、认识热量

（一）热能的概念

人体的一切生命活动都需要能量，这种能量被称为热能，它是生命的能源。人每天的劳务活动、体育运动、上课学习和从事其他一切活动，以及人体维持正常体温、各种生理活动都要消耗能量。

（二）热能的来源及热能单位

人体每时每刻都在消耗能量，这些能量是由所摄取食物的化学能转变而来的。食物中能产生能量的营养素是蛋白质、脂肪、糖类，它们经过氧化产生能量，供给机体维持生命、生长发育、从事各种活动的需要。图 3–2–1 为富含热量的食物。

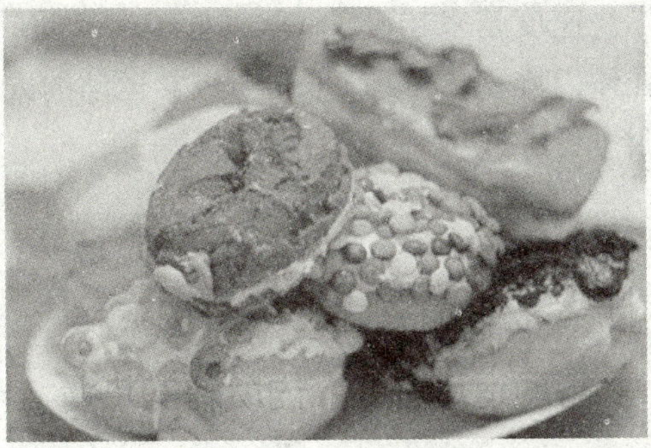

图 3–2–1 富含热量的食物

机体摄入和消耗的能量通常用热量单位焦耳或千焦表示。营养学上一般多采用“千焦”作为标准的单位。热能的单位常指能使 1 L 水升高 1 ℃所需的热量，这一过程就相当于产生了 4. 184 kJ 的热能。

供给热能的营养素在膳食中所占的比例，可因在机体中的作用、饮食习惯和各地食品的种类而不同。一般情况下，人们膳食中总热量的 60%~70%来自糖类，16%~25%来自脂肪，10%~14%来自蛋白质。

（三）热能的产生

每克葡萄糖在体内氧化时产生的热能为 16. 4 kJ，每克脂肪为 37. 6 kJ，每克蛋白质为 16. 7 kJ。

二、人体所需的热量

一般来说，成年人每天至少需要 6278. 78 kJ 的能量来维持身体机能，这是因为即使躺着不动，身体仍需能量来保持体温、心肺功能和大脑运作。基础代谢消耗会因个体间身高、体重、年龄、性别的差异而有所不同。

人类生存需要能量，并要从食品中获取该能量。食品中的热量是该食品能够产生多少潜在能量的量度标准。食品一般由糖类、脂肪、蛋白质三种物质组成，因此只要知道食品中这三种物质的含量，就可以知道食品所含的能量。

三、热量与运动、减肥

运动减肥最健康，但不能立刻见效，所以运动减肥必须持之以恒。很多人在运动后胃口大开，摄入的食物热量很容易超过辛苦运动时消耗的热量，因此，很多人运动后体重不减反增。运动还必须配合节食才能有效燃烧体内多余的脂肪，减肥也才会有效，但只凭节食并不能有效减肥。节食减肥的最初 2 周，体重下降得最快，但节食越久，减去的体重会越来越少。节食减肥满 6 个月后，人体的基础代谢率（指细胞的工作效率）会滑落四成，人体内脂肪燃烧速度越来越慢，体重越来越难降低。到了中年后，由于基础代谢率变慢，脂肪容易在体内堆积，人因而长胖；经常运动的人在停止运动后，也会因为基础代谢率变慢而长胖。

知识链接

各项运动在 1 h 内所耗的热量

逛街 460. 24 J、游泳 4334. 624 J、骑脚踏车 769. 856 J、泡澡 702. 912 J、开车 343. 088 J、熨衣服 502. 08 J、看电影 276. 144 J、爬楼梯 2008. 32 J、跳有氧运动操 1054. 368 J、跳绳 1874. 432 J、打拳 1882. 8 J、午睡 200. 921 J、念书 368. 192 J、跳舞 1255. 2 J、慢走1066. 92 J、快走 2322. 12 J。由此可见，游泳是最有效的减肥方式。

思考与练习

一、判断题

1. 健康与科学的饮食无关。（　　）
2. 人每天摄取的能量应和消耗的能量平衡。（　　）
3. 摄入的能量过剩或不足都会影响身体健康。（　　）
4. 人每天摄入的能量越多越好，那样更有精神。（　　）
5. 人如果摄入的能量不足就会营养不良。（　　）

二、选择题

1. 下面哪个饮食习惯不会使人摄入过多的能量(　　)。

   A. 多吃蔬菜，不挑食　　B. 多饮暴食　　C. 喜欢吃甜食

2. 学习、工作、运动所需要的能量约占(　　)。

   A. 30%　　B. 40%　　C. 50%

3. 为了身体的需要，我们要(　　)。

   A. 饱食暴饮　　B. 挑食　　C. 合理饮食

4. 健康离不开(　　)的饮食。

A. 规范　　B. 科学　　C. 不规范

任务三　中国居民平衡膳食宝塔

任务目标

- 了解中国居民膳食宝塔的发展历程。
- 了解中国居民膳食宝塔的内容。
- 利用膳食宝塔，学会合理安排自己的饮食。

任务案例

"现代病"之"三高"是吃出来的吗?

"三高"是指高血压、高血糖、高血脂。相关数据显示，每年由"三高"导致的脑卒中、心肌梗死患者近千万，其中75%的人出现不同程度劳动力丧失，40%的人重度残疾。在我国城市人口中，40%以上患者的死因是心脑血管疾病。更可怕的是，"三高"引发的心脑血管疾病的高患病率、高死亡率及高致残率居诸病之首，成为人类健康与生命的"头号杀手"。

"三高"是威胁身体健康、影响寿命、治疗费用最多的一种慢性疾病状态。之所以会患上"三高"，和大多数人爱吃油炸食品、甜食，荤多素少，细多粗少，高热量、高盐等饮食习惯密切相关。肥胖也是"三高"的高危因素，减肥能减少患上述疾病的风险，也能促进血压、血液黏稠度下降，并提高周围组织对胰岛素的敏感性，改善胰岛素抵抗的状态。想要减轻体重，除了通过运动、改变不良的生活习惯进行控制外，均衡饮食也显得至关重要，尤其是要限制糖、盐及脂肪的摄入。总而言之，"三高"的确是吃出来的"现代病"。

想一想：

(1) 你家人或朋友中有"三高"病人吗？能说说你所了解的他们的饮食习惯和特点吗？

(2) 除了"三高"之外，你还能说出哪些与现代不健康饮食有关的"现代病"？

案例分析：10个死亡病例中有7个直接与饮食不健康而引发的慢性病（又称“现代病”）有关。很多研究结果表明，当你吃下一大碗猪肉或是做饭时放入大量的糖和盐时，它们会使身体内堆积过多有毒的废物、脂肪，若同时摄取的天然植物营养素的量又不够，那么患慢性病的概率自然会大大增加，从而引起肥胖症、糖尿病甚至癌症。这些疾病在严重影响人们生活质量的同时，还会吞噬人们的生命。

知识探究

一、中国居民膳食宝塔

中国居民平衡膳食宝塔是根据《中国居民膳食指南》，结合中国居民的膳食结构特点所设计的，由中国营养学会推出。平衡膳食宝塔提出了一个营养上比较理想的膳食模式，它按照平衡膳食的原则来转化各类食物的重量，并以直观的宝塔形式表现出来，便于人们理解和在日常生活中应用。

二、中国居民膳食宝塔发展历程

随着我国社会和经济的发展，我国居民膳食消费和营养状况都发生了较大改变，为了指导广大居民更好地平衡膳食获得合理营养，提高国民健康水平，中国营养学会发布了新版的《中国居民膳食指南（1997）》[以下简称膳食宝塔（1997）]和《中国居民平衡膳食宝塔（2007）》[以下简称膳食宝塔（2007）]。

与膳食宝塔（1997）相比，膳食宝塔（2007）的塔基在原来谷类的基础上增加了薯类和杂豆类，宝塔的第四层则将豆类及豆制品改为了大豆及坚果类，塔尖则增加了“盐6 g”的内容，并上调了蔬菜、水果、鱼虾、奶类及奶制品、油的建议摄入量，下调了谷类、畜禽肉类的建议摄入量，膳食宝塔（2007）还增加了饮水图案和水1200 mL的内容以及身体活动的图案和“身体活动6000步”的建议。

中国营养学会组织编著的《中国居民膳食指南（2016）》[以下简称膳食指南（2016）]已由国家卫生和计划生育委员会于2016年5月13日发布。《中国居民平衡膳食宝塔（2016）》是膳食指南（2016）的主图形，具体体现了膳食指南（2016）的核心推荐内容。为了更好地传播和实践膳食指南的主要内容和思想，在指南中，修订了2007版的中国居民平衡膳食宝塔、新增了中国居民平衡营养餐盘和儿童平衡膳食餐盘，以突出可视性和操作性。并以图片加文字注释的方式形象直观地展现了膳食的合理组合与搭配，强调膳食平衡和增加身体活动的重要性，直观、快捷、生动活泼，易于大众理解。

三、解读膳食宝塔

平衡膳食宝塔共分五层，涵盖人们每天应吃的主要食物种类。宝塔各层位置和面积不同，这在一定程度上反映出各类食物在膳食中的地位和应占的比重。现就 2016 版膳食宝塔图（图 3-3-1）进行基本解读。

谷类食物（淀粉）位居底层，每人每天应该吃 250～400 g。

蔬菜和水果（维生素）居第二层，每天应吃 300～500 g 和 200～400 g。

鱼、禽、肉、蛋等动物性食物（蛋白质）位于第三层，每天应该吃 120～200 g（水产品 40～75 g，畜、禽肉 40～75 g，蛋类 40～50 g）。

奶类和豆类食物（糖类）位居第四层，每天应吃 300 g 的奶类及奶制品和相当于干豆 25～35 g 的大豆及制品。

第五层塔顶是烹调油（脂肪）和食盐，每天烹调油不超过 25 g 或 30 g，食盐不超过 6 g。

膳食宝塔没有建议食糖的摄入量，这是因为我国居民平均吃糖的量还不多，少吃些或适当多吃些可能对健康的影响不大，但多吃糖有增加龋齿的危险，尤其是儿童、青少年不应吃太多的糖和含糖食品。

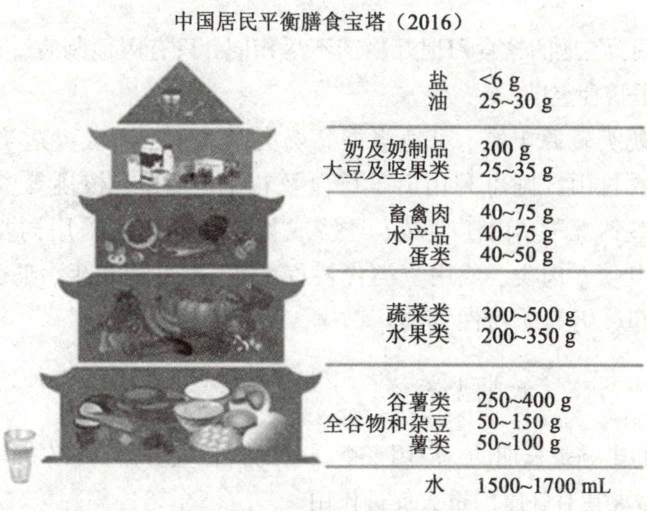

图 3-3-1　2016 版膳食宝塔图

四、膳食宝塔的应用

（一）确定适合自己的能量水平

膳食宝塔中建议每人每日对各类食物适宜摄入量的范围适用于一般健康成年人，在实际应用时要根据个人年龄、性别、身高、体重、劳动强度、季节等情况适当调整。年轻人、身体活动强度大的人需要的能量高，应适当多吃些主食；年老、活动少的人需要的能量少，可少吃些主食。

能量是决定食物摄入量的首要因素，一般说人们的进食量可自动调节，一个人的食欲在得到满足时，其对能量的需要也会得到满足。但由于人们膳食中脂肪摄入的增加和日常身体活动减少，许多人的能量摄入超过了自身的实际需要。对于正常成年人来说，体重是判定能量平衡的最好指标，每个人应根据自身体重的变化适当调整食物的摄入量，主要应调整的是含能量较多的食物。

（二）根据自己的能量水平确定食物需要

膳食宝塔按照7个能量水平分别建议了10类食物的摄入量，在应用时要根据自身的能量需要进行选择。

（三）食物同类互换，调配丰富多彩的膳食

应用膳食宝塔可把营养与美味结合起来，可按照同类互换、多种多样的原则来调配一日三餐。

（四）要因地制宜充分利用当地资源

我国幅员辽阔，各地的饮食习惯及物产不尽相同，只有因地制宜，充分利用当地资源才能有效地应用膳食宝塔。

例如牧区的奶类资源丰富，可适当提高奶类摄入量；渔区可适当提高鱼及其他水产品摄入量；农村山区则可利用山羊奶以及花生、瓜子、核桃等资源来补充更多营养元素。在某些情况下，由于地域、经济或物产所限无法采用同类互换时，也可以暂用豆类代替奶类、肉类，或用蛋类代替鱼、肉，也可用花生、瓜子、核桃等坚果代替大豆或肉、鱼、奶等动物性食物。

（五）要养成习惯，长期坚持

膳食对健康的影响是长期的。应用平衡膳食的膳食宝塔需要自幼养成习惯，并坚持不懈，才能充分体现其对健康的重大促进作用。

（六）各食物所需所占百分比

为了保持身体健康，必须保证每日按时进食三餐；在每日摄入的总能量中，早、中、晚餐的能量应当分别占30%，40%，30%左右。谷类在每日食物摄入量中占33%左右，蔬菜、水果类在每日食物摄入量中占31%左右，蛋、肉、鱼类在每日食物摄入量中占20%左右，奶、豆类在每日食物摄入量中占12%左右，油脂类在每日食物摄入量中占4%左右。

知识链接

美国人的一日三餐

早餐一般在家中吃，比较简单，有果汁、麦片、咖啡、香肠、鸡蛋等。

午餐一般食用快餐，如三明治、汉堡包、热狗等，搭配一些蔬菜和饮料。

晚餐是一天中最丰盛的，若在家中吃饭，通常的主菜有牛排、猪排、烤肉、炸鸡等，再配以青菜、面包、黄油等。

思考与练习

一、填空题

1. “三高”是指（　　　　）、（　　　　）、（　　　　），由于这三种病症都与现代人生活节奏快、压力过大、膳食不够科学和平衡有关，所以又称（　　　　）病。

2. 平衡膳食宝塔共分（　　　　）层，每层的（　　　　）不同，反映出各类食物在膳食摄入量中所占的比例不同。

二、判断题

1. 水果与蔬菜的营养价值相当，可以完全替代对方食用。（　　）

2. 既然药补不如食补，则食补可以代替药补。（　　）

3. 按照平衡膳食宝塔的指导，豆类一般可替代奶类，但条件制约地区也可暂时替代肉类。（　　）

4. 合理的膳食制度要求最好是早餐吃少、中餐吃饱、晚餐吃好。（　　）

5. 饮食治疗是各种类型糖尿病基础治疗的首要措施。（　　）

三、选择题

1. 下列饮食习惯中，合理的是（　　）。

A. 因贪睡而经常不吃早餐

B. 用喝果汁、可乐等饮料来代替饮水

C. 只吃自己喜欢的食物

D. 合理营养，平衡膳食

2. 某校餐厅炊事班的师傅为学生设计了一份午餐食谱：米饭、清炖排骨、麻辣豆腐。生物教师认为这一食谱营养不够均衡，你认为加上下列哪种食物后这份食谱就会变得更为合理。（　　）

A. 素炒豆角　　B. 牛奶
C. 红焖羊肉　　D. 炒鸡蛋

3. 食物中的营养素主要有水、糖类、蛋白质、脂肪、无机盐、维生素和膳食纤维七大类，其中的膳食纤维虽然不能被人体消化吸收，但对人体有非常重要的生理作用。下列食物中含有丰富的膳食纤维的是（　　）。

A. 鱼、虾　　B. 鸡蛋、猪肉
C. 菠菜、芹菜　　D. 牛奶、牛肉

4. 某家长为临近学业考试的孩子设计了一份晚餐食谱：米饭、炒猪肝、清蒸鲫鱼。为了均衡膳食，你认为补充下列哪一种食物会使食谱营养更合理。（　　）

A. 煎鸡蛋　　B. 稀饭
C. 五香牛肉　　D. 炒青菜

任务四　特定人群的营养与膳食

任务目标

- 掌握孕妇的营养需要。
- 掌握婴儿的营养需要。
- 掌握老年人的营养需要。

任务案例

餐饮服务中的“个性化服务”

所谓“个性化服务”是指为顾客提供具有个人特点的差异性服务。通常情况下，酒店的服务标准、服务程序和服务规范是一定的，而不同客人的需求却是各不相同的。餐饮中的“个性化服务”也就是要根据不同客人的需求提供不同内容的优质服务，如顾客在餐厅宴请宾客，除了要提供美味佳肴和周到细致的服务外，还要借机给客人讲述菜式搭配的营养价值或饮食文化、酒文化等，这样不但可以提高客人的饮食兴趣，还可以活跃宴会气氛，使客人学到一定的饮食知识。再设想一下，如果其自身属于特殊人群如儿童、老人，或是慢性病患者（如高血压、冠心病、糖尿病病人等），若能针对性地做好餐饮服务，必将更深层次地满足他们的个性需求，并赢得顾客忠诚度。

想一想：

(1) 你家人或亲戚朋友中是否有属于特殊人群的情况，如高血压、糖尿病、胃病患者等？

(2) 说一说你知道的这些特殊人群的膳食特点。

案例分析： 个性化服务是酒店服务里必不可少的一项，特别是对于慢性病人群的个性化服务最能体现酒店对顾客周到、细致服务的情感传递。在宾客最需要帮助的时候，若服务准确周到，则其效果可事半功倍，使宾客永生难忘。而且，每个家庭中都有老年人、儿童，甚至有慢性病患者这类特殊人群，无论是从为人儿女，或是为了将来更好地承担父母亲的角色出发，学习特殊人群的膳食营养结构及特点的知识内容都有着重要的意义。

知识探究

一、孕妇的营养与膳食

孕妇即指怀孕的妇女，是人类社会的一个身份，她们有共同的心理、生理特征及消费需要。

(一) 孕妇的生理特点

1. 内分泌的改变

妊娠时，孕妇全身各内分泌腺的功能都会发生不同程度的改变，其体内雌激素、绒毛膜促性腺激素、黄体酮及甲状腺素大量增强，使得合成代谢增加，基础代谢率升高，人体对营养素的吸收和利用作用也有增强，从而保证胎儿的发育。

2. 孕期消化功能改变

受孕酮分泌增加的影响，胃肠道平滑肌细胞松弛、张力减弱、蠕动减慢、胃排空及食物在肠道停留的时间延长，由于贲门括约肌松弛，胃内食物会逆流入食道下部，引起反胃等早孕反应，易出现恶心、饱胀感及便秘。孕期消化液和消化酶（如胃酸和胃蛋白酶）分泌减少，会导致消化不良。

3. 孕期血液容积及血液成分改变

孕妇血浆白蛋白含量下降，在孕后期，其白蛋白和球蛋白的比值有时会出现倒置现象，白蛋白不足会导致血浆胶体渗透压降低而出现水肿现象。

4. 孕期肾功能改变

胎儿的代谢产物需经母体排出，故孕期肾功能出现明显的生理性调节，其表现为肾小球滤过率增加，但肾小管的再吸收能力未有相应增强，尿中葡萄糖、氨基酸和水溶性维生素如维生素 B_2、叶酸、烟酸、吡哆醛的代谢终产物排出量增加。其中葡萄糖随尿排出量可增加 10 倍以上，尤其是在餐后 15 min 可能会出现糖尿。尿中葡萄糖排出量的增加与血糖浓度无关，应与糖尿病鉴别开来。尿氨基酸日平均排出量约 2 g，叶酸的排出量比非孕时高出 1 倍。

5. 体重的变化

整个妊娠期，健康的孕妇体重增加 12~15 kg，孕期体重增加过多会造成许多危险的并发症，如高血压、妊娠糖尿病、肾盂肾炎、血栓症、过期妊娠及胎儿过大和难产等。如整个孕期增重过低，早产和低体重儿的发生率，以及新生儿的死亡率也相对增加。

（二）孕妇的营养需要

因受孕妇消化道变化的制约，如早孕反应、胃肠道排空缓慢、便秘等因素，孕妇的营养摄入会受到影响。因此，需要特别加强对孕妇的营养指导，以便最大限度地提高孕妇的营养状况。与此同时，还需考虑到新生儿的体重不能超过 3. 5 kg。因此，合理、平衡的膳食是营养指导的核心。

1. 热量

我国营养学会推荐妊娠中、晚期孕妇每日可增加的热量为 836~1672 J，即每日摄入的糖类在 200 g 以上。若孕妇摄入的热量过多，可能会使孕妇和胎儿的体重超重而将来可能会有患代谢性疾病的潜在风险。

糖和脂肪是热能的主要来源。对孕妇来说，糖的供给量占总热量的 55%~60%，比正常人稍低，以提高蛋白质的供给量和其他营养的补充。对有早孕反应的孕妇，糖的摄入量每日不应低于 150 g，以防止酮症酸中毒。脂肪的供给量应占总热量的 25%~30%。

2. 蛋白质

在妊娠期间需要额外增加约 900 g 蛋白质以供母体形成新组织，同时其也是胎儿成长的需要。孕妇体内蛋白质的日增加量在孕早期、孕中期、孕晚期分别为 1，4，6 g，这些蛋白质均需要孕妇在妊娠期间不断地从食物中获得。中国营养学会建议，在孕早期、孕中期、孕晚期，孕妇蛋白质的推荐摄入量分别增加 5，15，20 g，这样可基本满足所有健康妇女在孕期的需要。

3. 维生素

维生素是维持生命和生长发育需要的有机物，因此，孕期对维生素的需要量要有适当增加。然而机体不能合成维生素，或者所合成的量难以满足机体的需要，所以必须由食物供给。维生素可分为脂溶性和水溶性两类。

孕妇所需的脂溶性维生素主要是维生素 A、维生素 D。

（1）维生素 A。富含维生素 A 的食物主要有胡萝卜、甘薯、笋瓜、菠菜及哈密瓜。奶、奶酪、黄油和鸡蛋中也含有一定量的维生素 A。

（2）维生素 D。富含维生素 D 的食物主要有鸡蛋、肝和鱼，另外还有牛奶及黄油等。此外，使皮肤暴露于阳光下也能在一定程度上增加维生素 D 的合成，有利于胎儿牙齿和骨骼的发育。

水溶性维生素指的是 B 族维生素和维生素 C。对孕妇而言，所需的 B 族维生素是维生素 B_1、维生素 B_2、叶酸和维生素 B_{12}。

（1）维生素 B_1。富含维生素 B_1 的食物主要有猪肉和火腿、酵母片、肝、全营养谷物、葵花籽、豆类、西瓜、牡蛎、燕麦片和小麦胚种。维生素 B_1 能增进食欲，保持良好的消化功能，缺乏维生素 B_1 可能会导致便秘、呕吐和倦怠等。

（2）维生素 B_2。富含维生素 B_2 的食物主要有奶、奶酪、椰菜、芦笋、菠菜、干果、菌藻类、蛋黄和谷物等。维生素 B_2 在协助能量参与代谢时起着重要作用。缺乏维生素 B_2 会引起口角溃疡、舌炎和外阴炎等。

（3）叶酸。富含叶酸的食物主要有肝、肾、蛋、菠菜、芹菜、莴苣、橘子等。叶酸是新细胞合成所必需的两种辅酶的组成部分。若缺乏叶酸，则会引起孕妇巨幼红细胞贫血，从而可能导致流产和新生儿死亡、胎儿神经管畸形等。

（4）维生素 B_{12}。富含维生素 B_{12}的食物主要有动物肉、动物肉制品和发酵食品。维生素 B_{12}对维持和刺激神经鞘的生长起一定的作用。缺乏维生素 B_{12}会引起孕妇或新生儿的贫血。

（5）维生素 C。富含维生素 C 的食物主要有各种新鲜蔬菜和水果，如绿叶菜、番茄、山楂、草莓等。维生素 C 能促进蛋白质合成及伤口愈合，能促进铁的吸收，防止贫血。缺乏维生素 C 易导致孕妇或胎儿贫血、坏血病，甚至流产、早产、胎膜早破等。

4. *矿物质*

矿物质与维生素一样是机体无法合成的，必须从食物中摄取。矿物质在机体中的含量非常少，但在维持人体健康与活力方面举足轻重。矿物质有助于肌肉和神经的运动、骨骼和牙齿的形成。与孕妇和胎儿有关的矿物质主要是铁、钙和碘。

（1）铁。富含铁的食物主要有肝、瘦肉、血、蛋黄、豆类、贝类、海带、紫菜、虾皮、木耳、芝麻酱、芹菜和黄花菜等。铁是人体细胞的必需成分，它具有造血功能，孕妇缺铁可能会导致胎儿宫内生长迟缓。

（2）钙。富含钙的食物主要有奶、肉类、海带、紫菜、虾皮、豆类、蛋、木耳、芝麻酱和绿叶蔬菜等。钙是构成胎儿骨骼、牙齿的主要成分。孕妇缺钙可表现为腰腿痛、牙痛、肌肉痉挛等，严重者还会导致骨软化症、牙齿松动，甚至胎儿会出现先天性骨软化症。

（3）碘。富含碘的食物主要有海带、紫菜等海产品。孕妇缺碘易引起甲状腺素肿大，并影响胎儿的生长发育或患地方性克汀病。

二、婴幼儿的营养与膳食

婴幼儿是婴儿和幼儿的统称，一般是指 0—3 岁的幼小儿童。婴幼儿时期，良好的营养是其一生身体和智力发育的基础，也是预防成年慢性疾病（如动脉粥样硬化、冠心病）的保证。

（一）婴幼儿的生理特点

1. 体重

婴儿期，新生儿身体躯干生长最快，0—6 月龄每月增长 0.6 kg，6—12 月龄每月增重 0.5 kg，1 岁时体重可以达到出生时的 3 倍，为 9～10 kg。

2. 身长

新生儿平均身长为 50 cm，到 1 岁时约增长 50%，达到 75 cm；出生时其头围约为 34 cm，婴儿期每月增长 1 cm，6—12 月龄后胸围和头围的尺寸基本相等。

3. 婴儿消化系统发育

新生儿胃容量 25～50 mL，出生 10 d 后增加到 100 mL，6 月龄时 200 mL，1 岁时 300～500 mL。新生儿小肠长度约为身长的 6～8 倍，肠黏膜绒毛较多，有利于营养吸收，但其消化酶消化能力有限，胰淀粉酶要等到 4 月龄后才能达到成年人水平。

（二）婴幼儿的所需食物

1. 0—6 月龄婴儿每日所需各类食物

母乳是 6 月龄以内婴儿最理想的天然食品，应按需喂奶，每天喂奶 6 次以上。同时，也可在医生的指导下服用少量营养素补充品，如维生素 D 或鱼肝油。

2. 6—12 月龄婴儿每日所需食物

继续母乳喂养；可增加婴儿配方食品以补充母乳的不足（母乳、婴儿配方奶 600～800 mL）；逐渐添加辅食，至 12 月龄时，其种类和数量如下：谷类 40～100 g，蔬菜类和水果类各 25～50 g，蛋黄 1 个或鸡蛋 1 个，鱼、禽、畜肉（任意一种）25～40 g，油 5～10 g。

3. 1—3 岁幼儿每日所需食物

第一类，母乳和乳制品。可以继续母乳喂养，持续至 2 岁，或可喂养幼儿配方食品 80～100 g。

第二类，谷类 100～150 g。

第三类，蔬菜类和水果类各 150～200 g。

第四类，蛋类、鱼虾肉、瘦禽畜肉等 100 g。

第五类，油 20～25 g。

（三）婴幼儿营养需要

1. 能量

0—6 月龄婴儿每天每千克体重 376.56 kJ，6—12 月龄婴儿每天每千克体重

334.72 kJ，1—2岁幼儿每天3347.2~3765.6 kJ，2—3岁幼儿的需要量是每天4184.0~4602.4 kJ。

2. 蛋白质

0—6月龄9 g/d，6—12月龄推荐摄入量20 g/d，1—3岁推荐摄入量25 g/d。

3. 糖类

0—6月龄60 g/d，6—12月龄推荐摄入量85 g/d，1—3岁130 g/d。

4. 钙和维生素D

钙：0—6月龄200 mg/d，6—12月龄250 mg/d，1—3岁600 mg/d。

维生素D：0—12月龄10 μg/d，1—3岁婴幼儿10 μg/d。

5. 铁和维生素C

铁：0—6月龄0.3 mg/d，6—12月龄10 mg/d，1—3岁9 mg/d。

维生素C：0~12月龄40 mg/d，1—3岁40 mg/d。

6. 碘

0—6月龄85 μg/d，6—12月龄115 μg/d，1—3岁90 μg/d。

7. 锌

0—6月龄2.0 mg/d，6—12月龄3.5mg，1—3岁4.0 mg/d。

8. 维生素A

0—6月龄视黄酮当量300 μg/d，6—12月龄350 μg/d，1—3岁310 μg/d。

三、老年人的营养与膳食

老年期是指年龄在65岁以上的人生阶段。

（一）老年人的生理特点

1. 体重下降

由于基础代谢下降和体力活动减少，自60岁以后，人体能量摄入量应较青壮年时期减少20%，70岁以后应减少30%。一般来说，老年人每日摄入能量8368 kJ即可满足机体的需要，能量的摄入量以能维持较理想的体重为宜。老年人的理想体重一般是以男性以身高（cm）减去105、女性以身高（cm）减去100计算，在理想体重上下10%的范围内均属正常，超出理想体重10%或20%以上为超重或肥胖，低于理想体重10%或20%以下则为消瘦或严重消瘦。

2. 消化系统功能衰退

老年人消化器官的功能会伴随机体的老化而逐渐衰退，其表现为牙齿脱落从而影响对食物的咀嚼；味蕾、舌乳头和神经末梢的改变，使味觉和嗅觉功能减退；胃酸、内因子和胃蛋白酶分泌减少，使矿物质、维生素和蛋白质的生物利用率下降；胃肠蠕动减慢，胃排空时间延长，易使食物在胃中发酵，导致胃胀气；胆汁分泌减少，使人体对脂肪的消化能力下降。

3. 代谢功能下降

老年人代谢组织的总量随着年龄的增加而减少，与中年人相比下降 15%~20%。同时，合成代谢下降，分解代谢提高，代谢的不平衡会引起细胞功能下降。由于老年人的耐糖能力降低、胰岛素分泌减少，所以对血糖的调节功能减弱，容易发生血糖升高。有报告认为，蔗糖食入过多可能与动脉粥样硬化等心血管疾病及糖尿病的发病率高有关，因此老年人应少食糖或含糖高的食品，过多的糖在体内还会转变为脂肪，并使血脂增高。果糖容易被老年人吸收、利用，而且果糖与葡萄糖相比，其会较少地转变成脂肪，因此，老年人宜多吃水果，也可食用含果糖较多的蜂蜜，还应多吃蔬菜以增加膳食纤维的摄入量，以利于增加肠蠕动，防止便秘。

4. 体内氧化损伤加重

随着机体的衰老，体内有害的氧化产物不断增多，对细胞膜的损害加大。尤其是过氧化产物——脂褐色素，其会在内脏和皮肤等细胞中大量堆积，老年人心肌和脑组织中脂褐色素沉着的现象明显高于青年人，其过量沉积会起神经功能障碍。一方面老年人的胃肠道功能降低，胃酸分泌减少，使其对钙的吸收能力下降；另一方面老年人户外活动较少，肾脏功能又降低，致使维生素 D 合成不足，影响钙的吸收。同时，体力活动的减少又降低了骨骼钙的沉积，使老年人体内的钙呈负平衡，骨质疏松和股骨、颈骨折比较常见。中国营养学会对成年人钙的每日推荐量为 800 mg，50 岁以上的中老年人为 1000 mg，可满足老年人的需要。钙的补充不宜过多，以免引起高钙血症、肾结石及内脏器官不必要的钙化。

5. 免疫功能下降

老年人胸腺萎缩，重量减轻，T 淋巴细胞数量明显减少，导致机体免疫功能下降，易患各种疾病。

6. 造血功能减退

老年人对铁的吸收、利用能力下降，造血功能减退，血红蛋白含量减少，常会出现缺铁性贫血。造成贫血的原因除铁摄入量不足外，还可能与蛋白质合成减少及对维生素 B_{12}、维生素 B_6 及叶酸等营养元素摄入不足有关。我国对老年人铁的每日膳食推荐摄入量为 15 mg。

（二）老年人的营养需要

1. 热能

随着年龄的增加，人体组织细胞逐渐减少，基础代谢率降低，体力活动减少，以及体脂肪增多和去脂组织减少等使老年人对热能的消耗也降低。因此，需适当降低每日膳食中总热能的摄入量，以免过剩的热能转变成脂肪堆积于体内而引起肥胖。热能的摄入量应随年龄增长而逐渐减少，60 岁以后应较 18—49 岁的成年人减少 20%。老年人减少热量的方式主要是降低糖类和脂肪的摄入量。

2. 蛋白质

由于消化系统功能减弱，所以摄入蛋白质的生物有效性降低；在人体衰老的过程中，体内蛋白质的分解代谢超过了合成代谢，当膳食蛋白质的含量不足时，老年人易出现负氮平衡，因此在日常饮食中应有足量的蛋白质供应。但也要注意，老年人的蛋白质摄入量也不宜过多，以免加重肝脏、肾脏负荷。

3. 脂肪

老年人由于胆汁酸分泌减少，酯酶活性降低，对脂肪的消化吸收功能下降；由于体内脂肪质分解、排泄迟缓，血浆脂质也升高，因而老年人对脂肪的摄入不宜过多，特别要限制高胆固醇、高饱和脂肪酸的动物性脂肪及肝、脑、蛋黄等的摄入。

4. 糖类

老年人所分泌的胰岛素对血糖的调节作用减弱，糖耐量低，故有血糖升高趋势，若摄入的糖过多，则易发生糖尿病及诱发糖源性高脂血症。所以，老年人糖类摄入量应占总能量的55%~65%为宜。老年人应控制糖果、精制甜点心的摄入量，可食用一些含果糖多的食品，如各种水果、蜂蜜等。

5. 膳食纤维

膳食纤维对于老年人具有特殊的重要作用。因为老年人消化系统功能减弱，肠胃蠕动缓慢，所以使老年人便秘的发病率增高。适量的膳食纤维可刺激肠蠕动，可有效防治老年性便秘。同时膳食纤维还有防治高血脂、结肠癌及降血糖等功效。因此，老年人的膳食要注意摄入足够的膳食纤维，在每日膳食中应安排一定数量的粗粮、蔬菜及水果。

6. 矿物质

（1）钙。老年人常因胃酸分泌减少、胃肠机能减退，对钙的吸收减少，加上体内代谢过程中对钙的储存及利用能力下降，常会发生负钙平衡的状况。随着年龄增长，还有可能患骨质疏松症，因此老年人的每日膳食应注意摄入一些富含钙的食品，还应经常晒太阳。

（2）铁。缺铁是世界性的老年营养问题，这是因为老年人对铁的吸收利用能力下降，容易发生缺铁性贫血。老人应多摄入含血红素铁的食品，如动物血、瘦肉、鱼类等。

（3）其他矿物质。老年人缺锌时可致味觉失灵，严重时可使心肌梗死、慢性肾炎等的发病率增高，故老年人应注意对锌的补充。铬是体内葡萄糖耐量因子的重要组成成分，有利于防治动脉粥样硬化，故老年人也应注意对铬的补充。硒与心肌代谢有关，缺硒会使心肌受损及使某些肿瘤发病率增加，故老年人还应注意对硒的补充。

7. 维生素

(1) 维生素 A。维生素 A 能维护上皮组织健康，增强抗病能力，具有抗癌作用，对于老年人保持健康十分重要。富含维生素 A 的食品（如动物肝脏、蛋黄等）也富含胆固醇，因此可选择一些含有胡萝卜素的绿色蔬菜或营养补充剂。

(2) 维生素 D。维生素 D 缺乏可引起老年性骨质疏松症，提倡老年人适当增加户外光照时间。

(3) 维生素 E。维生素 E 是有效的抗氧化剂，能减少体内脂质过氧化物的产生，稳定生物膜结构，对机体具有保护作用。维生素 E 还具有降低血胆固醇、增强机体免疫功能。我国规定老年人维生素 E 供给量的标准为 12 mg/d，各种植物油是其最良好的来源。

(4) 水溶性维生素。维生素 C 能增强机体免疫力，促进铁的吸收，其会参与脂肪代谢等功能，对于老年人保持身体健康和防治疾病来说十分重要，我国规定老年人膳食维生素 C 供给量为 60 mg/d，故应经常进食足量的新鲜蔬菜及水果。其他维生素如硫胺素、核黄素、烟酸等也需要适当补充。

此外，老年人细胞内液量减少，其饮水欲望的减退会加重体内水分的不足，故老年人应养成饮水习惯，每日摄入水量应控制在 2000 mL 左右。从膳食安排上也可适当增加一些汤、羹类菜品。

知识链接

餐桌上的“三少”

1. 高胆固醇、高脂肪的食品少吃

动物内脏、猪脑、肥肉、奶油等要少吃，如果这类食品摄入过多，会导致高血脂、动脉硬化。因此这类食品要适量吃，尤其是肥胖者、“三高”人群、糖尿病患者以及老年人更应少吃。

2. 酒要少喝

众所周知，喝酒会带来很多健康危害。虽然少量饮酒特别是少量饮用葡萄酒有益人体健康，但是大量饮酒会伤害到心脏，尤其是烈酒。喝酒后会感觉心跳加速，这是因为酒精会影响心脏血液循环，会对心脏细胞造成影响。

3. 盐要少吃

摄入过多的盐于健康无益，会增高血压、加重心脏负担，所以饮食应以清淡为宜。

思考与练习

一、判断题

1. 素食对于老少皆宜，有利于身体健康，预防疾病。 （ ）

2. 高纤维膳食有利于排毒、瘦身、养颜，对于消化性溃疡患者也不例外。（　　）

3. 儿童、老年人的消化系统功能较弱，不宜多食，所以两者的膳食营养特征非常相似。（　　）

二、单选题

1. 下列关于婴幼儿膳食中最重要的膳食特征是(　　)。

A. 蛋白质需求少　　B. 多食用优质动物性脂肪

C. 多吃猪肉　　D. 高热量

2. 下列无机盐过量摄入与高血压关系最密切的是(　　)。

A. 钠　　B. 钙　　C. 氯　　D. 钾

3. 下列关于胃病患者膳食特点说法错误的是(　　)。

A. 少吃多餐　　B. 定时定量　　C. 膳食纤维少　　D. 刺激食欲

三、简答题

1. 简述孕妇的生理特点。

2. 简述婴幼儿所需的各类食品。

3. 老年人的营养需要有哪些？

项目四

食品污染与食物中毒

项目简介

《中华人民共和国食品安全法》第十章附则第一百五十条规定：食品安全，指食品无毒、无害，符合应当有的营养要求，对人体健康不造成任何急性、亚急性或者慢性危害。

食品安全也是一门专门探讨在食品加工、储存、销售等过程中确保食品卫生及食用安全，降低疾病隐患，防范食物中毒的一个跨学科领域。

食品安全的含义有三个层次：

第一层是指食品数量安全，即一个国家或地区能够生产人民基本生存所需的膳食需要。要求人们既能买得到又能买得起的生存、生活所需要的基本食品。

第二层是指食品质量安全。其指的是提供的食品在营养、卫生方面满足和保障人们的健康需要。食品质量安全涉及食物是否受到污染、是否有毒，添加剂是否违规超标，标签是否规范等问题，需要在食品受到污染之前采取措施，这样才能有效地预防食品受到污染或受到主要危害因素的影响。

第三层是指食品可持续安全。这是从发展角度要求食品的获取需要注重生态环境的良好保护和资源利用的可持续性。

目前，人们更多关注的是第二层次中的食品质量安全，而食品质量安全中最受关注的问题就是食品污染与食物中毒。

项目分解

任务一　食品污染
任务二　食物中毒
任务三　食品卫生管理

任务一　食品污染

任务目标

- 了解生物性污染及来源。
- 了解化学性污染及来源。
- 了解物理性污染及来源。
- 了解食品污染的危害。
- 掌握食品污染的预防。

任务案例

2001 年瘦肉精事件及双汇瘦肉精事件

2001 年广东出现大范围食用含有“盐酸克仑特罗”的猪肉中毒事件，全国因为“瘦肉精”中毒的人数超过 1000 人，中毒者不同程度地出现手颤、头晕、呕吐等症状，甚至诱发了恶性肿瘤和畸形。追溯“瘦肉精”的来源可知，早在 20 世纪 80 年代初，美国一公司意外地发现添加了“瘦肉精”的饲料可加快动物生长，并增加瘦肉率，这一发现被立即应用于养殖业，并在 20 世纪 80 年代末传入中国。

2011 年 3 月 15 日 9：00，央视新闻频道《每周质量报告》播出的 3 · 15 特别行动《“健美猪”真相》，曝光了养猪户添加违禁药“瘦肉精”的乱象。在河南孟州市、沁阳市、温县和获嘉县等地，用“瘦肉精”喂出来的“健美猪”钻过当地养殖环节的监管漏洞进入贩运环节。每头猪花 2 元左右就能买到号称“通行证”的检疫合格证等三大证明，再花上 100 元贿赂河南省省界的检查站，便可以顺利地将“健美猪”送到南京市的一些定点屠宰场，无需检测“瘦肉精”，每头猪花费 10 元就能得到一张“动物产品检疫合格证明”。有了这张证明，那些用“瘦肉精”喂出来的所谓“健美猪”就能顺利地进入南京市场销售。更令人不安的是，这种用“瘦肉精”喂食的猪还堂而皇之地流入了肉食行业的龙头企业，即河南双汇旗下的济源双汇食品有限公司。按照该公司规定，十八道检验并不包括“瘦肉精”检测。

想一想：

(1) 为什么食用“瘦肉精”喂出来的“健美猪”会中毒？

(2) 你身边发生过其他类似的事件吗？

(3) 这种食品污染属于哪种食品污染？

案例分析：纵观双汇瘦肉精事件不难发现，双汇公司乃至当地畜牧兽医部门的种种违法和渎职行为，其在饲料添加、生猪检测、产品追溯等各个方面都存在漏洞。“瘦肉精”严重危及食品安全，理应得到彻查。“瘦肉精”属于非法食品添加物，长期食用喂食过“瘦肉精”的猪肉，会对人体造成一定的危害。

知识探究

食品中混进了对人体健康有害或有毒的物质，这种现象称为食品污染。污染食品的物质称为食品污染物。食用受污染的食品会对人体健康造成不同程度的危害。

一、食品污染的分类

食品污染分为生物性污染、化学性污染及物理性污染三类。

（一）生物性污染

1. 了解生物性污染

生物性污染主要指病原体的污染。细菌、霉菌以及寄生虫卵侵染蔬菜、肉类等食品后都会造成食品污染。受潮霉变的食品上会生长一种真菌，即黄曲霉。黄曲霉能产生一种剧毒物质黄曲霉毒素，这是一种强烈的致癌物质。霉菌毒素的污染可能是世界上某些湿热地区肝癌高发的重要原因。

2. 生物性污染来源

(1) 微生物：细菌与细菌毒素、霉菌与霉菌毒素等。

(2) 寄生虫：包括虫卵，一般指病人或病畜的粪便间接或直接污染食品。

(3) 昆虫：甲虫、螨类、蛾、蝇、蛆等。

(4) 病毒：肝炎病毒、脊髓灰质炎病毒、口蹄疫病毒等造成食品污染。

（二）化学性污染

1. 了解化学性污染

化学性污染是指有害化学物质的污染。在农田、果园中大量使用化学农药是造成粮食、蔬菜、果品化学性污染的主要原因。这些污染物还可以随着雨水进入水体，然后进入鱼虾体内。例如我国某地湖泊受到农药污染后，不少鱼的身体变形，烹调后药味浓重，被称为“药水鱼”，这些“药水鱼”曾造成数百人中毒。有些农民在公路上晾晒粮食，容易使粮食沾染沥青中的挥发物，从而对人体健康产生不利影响。

2. 化学性污染原因

（1）来自生产、生活和环境中的污染物，如农药、兽药、有毒金属、多环芳烃化合物、N-亚硝基化合物、杂环胺、二噁英、三氯丙醇等。

（2）食品容器、包装材料、运输工具中含有会接触到食品表面的有害物质。

（3）滥用食品添加剂。

（4）食品加工、储存过程中产生的物质，如酒中有害的醇类、醛类等。

（5）掺假、造假过程中加入的物质。

（三）物理性污染

1. 了解物理性污染

物理性污染是指有杂物污染，污染物可能不会威胁健康，但会影响食品的感官性状或营养价值。

2. 物理性污染来源

（1）产、储、运、销过程中的污染物，如粮食收割时混入的草籽。

（2）掺假造假，如粮食中掺入的沙石、肉中注入的水、奶粉中掺入大量的糖等。

（3）放射性污染。随着社会城市化的发展，人们已经摆脱那种自给自足的田园式生活。许多粮食、蔬菜、果品和肉类都要经过长途运输或储存，或者经过多次加工，才成为人们餐桌上的食品。在这些食品的运输、储存和加工过程中，人们常常向食品中投放各种添加剂，如防腐剂、杀菌剂、漂白剂、抗氧化剂、甜味剂、调味剂、着色剂等，其中不少添加剂具有一定的毒性。例如，过量服用防腐剂、水杨酸等会使人呕吐、腹泻、中枢神经麻痹，甚至有死亡的危险。

二、食品污染的危害

食用被污染的食品导致机体损害，常表现为急性中毒、慢性中毒以及致畸、致癌、致突变的“三致”病变；造成急性食品中毒；引起机体的慢性危害。

三、食品污染的预防

防止食品污染，不仅要注意饮食卫生，还要从各个细节着手，只有这样才能从根本上解决问题。食品污染的防制措施主要有：开展卫生宣传教育；食品生产经营单位要全面贯彻执行食品卫生法律和国家卫生标准；食品卫生监督机构要加强食品卫生监督，严把食品生产、出厂、出售、出口、进口等卫生质量关；加强农药管理；灾区要特别加强食品运输、储存过程中的管理，防止各种食品意外污染事故的发生。

知识链接

腌制后的食品会不会变质?

盐腌是一种保存食品的方法，如腌咸鱼、咸肉等。用这种方法腌制出来的食品，不仅不会腐烂、保存时间长，而且还具有一定的特殊风味。在一般情况下，食盐浓度在10%以上时，多数细菌能受到抑制，不能繁殖；食盐浓度在15%以上时，食品可较长时间保存不变质。保存腌制食品可在上面放一些丁香花、花椒、生姜等，能防止变味。但是也有一些细菌能在盐腌制食品中生长，如有一种盐杆菌甚至可在饱和盐水中繁殖，所以即使是用盐腌制后的食品如果被细菌污染也会变质。

思考与练习

一、填空题

1. 食品的污染按性质可分成(　　　　)、(　　　　)和(　　　　)三大类。

2. 食品的生物性污染包括(　　　)、寄生虫、昆虫及(　　　)的污染。

3. 化学性污染主要包括来自生产、生活和环境中的污染物；食品容器、包装材料、运输工具等接触食品时溶入食品中的(　　　　)；(　　　　)；在食品加工、储存过程中产生的物质及掺假、制假过程中加入的物质。

二、选择题

1. 食品生物性污染以(　　)污染范围最广，危害也最大。

A. 寄生虫　　B. 微生物　　C. 生物剂污染

2. 黄曲霉毒素具有很强的毒性，对于因黄曲霉污染而变色的稻米，以下处理方法正确的是(　　)。

A. 不再食用

B. 用醋浸泡一段时间后，洗净即可食用

C. 用盐水浸泡一段时间后，洗净即可食用

D. 用清水将表面的霉菌洗掉即可食用

3. 七八分熟的涮羊肉不宜吃的原因是（   ）。

A. 易感染上旋毛虫病

B. 易引起食物中毒

C. 不易被人体消化

D. 以上说法都正确

4. 发霉的茶叶不能喝的主要原因是(   )。

A. 霉变的茶叶失去了香味

B. 发霉的茶叶泡出的茶水混浊

C. 发霉的茶喝后容易引起龋齿

D. 发霉的茶叶可能含有大量毒素，危害人的身体健康

5. 汤圆变红后不能食用的原因是(   )。

A. 变红的地方不易被消化，容易引起消化不良

B. 变红后汤圆的口感不好

C. 变红是被酵米面黄杆菌污染的结果，由于该菌能产生霉素，食用后会引起中毒

D. 以上说法均不正确

三、简答题

从身边生活实例出发，说一说如何预防食品污染。

任务二　食物中毒

任务目标

- 掌握食物中毒的临床表现。
- 了解食物中毒症状体征。
- 了解食物中毒的治疗方法。
- 掌握如何预防食物中毒。

任务案例

河豚不可食

朋友请小张吃特色美食河豚，小王吃完几分钟后即感到手指、唇、舌有刺痛和指端麻痹等症状，随即出现恶心、呕吐、腹泻、四肢无力等症状。医生判定其为食物中毒。

想一想：

（1）请根据所学知识来判断可能是什么食物引起的中毒？

（2）你身边发生过类似的事件吗？

（3）平时生活中我们应该怎样预防食物中毒现象？

案例分析：食物中毒是指人吃了有毒的食物引起的一系列疾病的总称，特别是在炎热的夏天，食物更容易变质，食用变质的食物会引起身体一系列的不良反应，甚至死亡。我们应进一步地了解关于食物中毒的症状及治疗方法，更好地预防食物中毒。

知识探究

食物中毒是指食用了不利于人体健康的食品而导致的急性中毒性疾病，通常都是在不知情的情况下发生的。食物中毒是由于进食被细菌及其毒素污染的食物，或摄食含有毒素的动植物如毒蕈、河豚等引起的急性中毒性疾病。变质食品、污染水源是主要传染源，不洁手、餐具和带菌苍蝇是主要传播途径。

一、食物中毒临床表现

根据病因不同会出现不同的临床表现。

（一）胃肠型食物中毒

胃肠型食物中毒多发于气温较高、细菌易在食物中生长繁殖的夏、秋季节，以恶心、呕吐、腹痛、腹泻等急性胃肠炎症状为主要特征。

（二）葡萄球菌性食物中毒

葡萄球菌性食物中毒是由于进食被金黄色葡萄球菌及其所产生的肠毒素所污染的食物而引起的一种急性疾病。引起葡萄菌性食物中毒的常见食品主要有淀粉类（如剩饭、粥、米面等）、牛奶及乳制品、鱼肉、蛋类等，被污染的食物在室温 20~22 ℃的环境中放置 5 h 以上时，病菌会大量繁殖并产生肠毒素，此毒素耐热力很强，经加热煮沸 30 min，仍可保持毒性而致病。该病也主要发生在夏、秋两季。

(三) 副溶血性弧菌食物中毒

副溶血性弧菌食物中毒是由于食用了被副溶血性弧菌污染的食品或者食用了含有该菌的食品后出现的急性、亚急性疾病。副溶血性弧菌是常见的食物中毒病原菌，在细菌性食物中毒中占有相当大的比例，临床上以胃肠道症状，如恶心、呕吐、腹痛、腹泻及水样便等为主要症状。该菌引起的食物中毒具有暴发起病（同一时间、同一区域、相同或相似症状、同一污染食物）、潜伏期短（数小时至数天）、有一定季节性（多为夏、秋季）等细菌性食物中毒的常见特点。

(四) 变形杆菌食物中毒

变形杆菌食物中毒是由于摄入大量变形杆菌污染的食物所致，属条件致病菌引起的食物中毒。变形杆菌是革兰氏阴性杆菌，根据生化反应的不同可分为普通变形杆菌与奇异变形杆菌，有100多个血清型。大量变形杆菌在人体内生长繁殖，并产生肠毒素，引发食物中毒。夏、秋季发病率较高，临床表现为胃肠型及过敏型食物中毒的症状。

二、食物中毒症状体征

虽然食物中毒的原因不同，症状各异，但一般都具有如下流行病学和临床特征。

(1) 潜伏期短，一般为几分钟到几小时，食入“有毒食物”后于短时间内几乎会同时出现一批病人，发病迅速，很快形成高峰，呈暴发流行。

(2) 病人临床表现相似，且多以急性胃肠道症状为主。

(3) 发病与食入某种食物有关，病人在近期同一段时间内都食用过同一种“有毒食物”，发病范围与食物分布呈一致性，不食者不发病，停止食用该种食物后很快不再有新病例。

(4) 一般人与人之间不传染，发病曲线呈骤升骤降的趋势，没有传染病流行时发病曲线的余波；有明显的季节性，夏、秋季多发生细菌性和有毒动植物食物中毒，冬、春季多发生肉毒中毒和亚硝酸盐中毒等。

三、食物中毒的治疗

1. 一般治疗

患者应卧床休息，早期饮食应为易消化的流质或半流质饮食，病情好转后可恢复正常饮食。

2. 对症治疗

呕吐、腹痛明显者，可口服溴丙胺太林（普鲁本辛）或皮下注射阿托品，也可注射山莨菪碱。能进食者应给予口服补液。剧烈呕吐不能进食或腹泻频繁者，给予糖盐水静脉滴注。若出现酸中毒的症状，则应酌情补充5%碳酸氢钠注射液或11.2%乳酸钠溶液。脱水严重甚至休克者，应积极补液，保持电解质平衡及给予抗休克处理。

3. 抗菌治疗

一般可不用抗菌药物。伴有高热的严重患者，可按不同的病原菌选用抗菌药物，如沙门菌、副溶血性弧菌可选用喹诺酮类抗生素。

四、食物中毒的预防

预防食物中毒要做到以下几点。

一是不吃变质、腐烂的食品；二是不吃被有害化学物质或放射性物质污染的食品；三是不生吃海鲜、河鲜、肉类等；四是生、熟食品应分开放置；五是切过生食的菜刀、菜板不能用来切熟食；六是不食用病死的禽畜肉；七是不吃毒蘑菇、河豚、生的四季豆、发芽土豆、霉变甘蔗等。

知识链接

食物中毒的检查

1. 细菌培养

应取可疑食物、呕吐物和粪便做细菌培养。

2. 细菌学、血清学检验

根据不同病因做相应的细菌学、血清学检验。

3. 血培养

重症患者应进行血培养，留取早期及病后两周的双份血清与培养分离所得可疑细菌进行血清凝集试验，双份血清凝集效价递增者有诊断价值。若其试验结果可疑，尤其是怀疑其为细菌毒素中毒者，则可做动物实验，以检测细菌毒素的存在。

思考与练习

一、填空题

1. 葡萄球菌性食物中毒是由于进食被(　　　　)及其所产生的肠毒素所污染的食物而引起的一种急性疾病。引起葡萄菌性食物中毒的常见食品主要有(　　　　)(如剩饭、粥、米面等)、(　　　　)及乳制品、鱼肉、蛋类等。

2. 副溶血性弧菌食物中毒是由于食用了被(　　　　)污染的食品或者食用了含有

该菌的食品后出现的急性、(　　　　) 疾病。

3. 变形杆菌食物中毒是由于摄入大量(　　　　)污染的食物所致，属条件致病菌引起的食物中毒。

二、选择题

1. 下列属于食物中毒的疾病是(　　)。
   A. 腹泻
   B. 消化不良
   C. 长期摄入低剂量化学物质引起的中毒
   D. 有毒蜂蜜中毒
2. 下列属于食物中毒范畴的是(　　)。
   A. 暴饮暴食引起的急性胃肠炎
   B. 肠道传染病和寄生虫病
   C. 特异体质引起的过敏性变态反应
   D. 食入正常数量可食状态的食品引起的急性胃肠炎
3. 下列哪项为食物中毒 (　　)。
   A. 饮用水被污染而引起的重金属中毒
   B. 服用药物不当而引起的中毒
   C. 冒险食用河豚引起的中毒
   D. 中毒性细菌性腹泻
4. 食物中毒是由于进食了下述哪种食物而引起的 (　　)。
   A. 有毒食物
   B. 腐败变质的食物
   C. 正常数量可食状态的有毒食物
   D. 动物性食物
5. 食物中毒与流行性传染病的根本区别在于(　　)。
   A. 人与人之间有无传染性
   B. 较短时间内有大量的病人出现
   C. 有一定潜伏期
   D. 有相似的临床表现

三、简答题

说一说预防食物中毒的方法。

任务三　食品卫生管理

任务目标

- 了解食品卫生的概念。
- 了解食品卫生管理的概念。
- 掌握食品卫生管理的主要内容。
- 了解食品卫生管理的制度。

任务案例

过期的芝士

2011 年 1 月 26 日，阎某在一家刚开张的超市买了一盒价格 270 元的芝士。该商品生产日期是 2010 年 12 月 22 日，保质期至 2011 年 1 月 25 日。阎某购买该商品后发现已超过保质期，没有食用。7 月 11 日，阎某向法院起诉，要求超市退还购物款 270 元，并赔偿 10 倍货款 2700 元。超市以原告是职业的打假人为由，不同意退一赔十。

想一想：

（1）阎某的做法正确吗？

（2）超市的做法合理吗？

（3）你觉得最后谁会胜诉？

案例分析： 判决结果：超市退还原告货款 270 元，并赔偿 2700 元。法律关于惩罚性赔偿的规定基本出发点在于制约生产者、经营者侵犯消费者身体健康和人身安全的非法行为。超市的行为明显违反了《中华人民共和国食品卫生法》的相关规定。

知识探究

食品本身不应含有有毒、有害的物质。但是食品在种植或饲养、生长、收割或宰杀、加工、储存、运输、销售到食用前的各个环节中，由于环境或人为因素的作用，可能受到有毒、有害物质的侵袭而造成污染，从而使食品的营养价值和卫生质量降低，这个过程就是食品污染。

食品是构成人类生命和健康的三大要素之一，食品一旦受污染，就会危害人类的健康。食品污染是指人们食用的各种食品（如粮食、水果、蔬菜、鱼、肉、蛋等）在生产、运输、包装、储存、销售、烹调过程中，混进了有害有毒物质或者病菌。防止食品污染不仅要注意饮食卫生，还要从生产、运输、加工、储藏、销售等各个环节着手，只有这样，才能从根本上解决问题。

一、食品卫生与食品卫生管理

食品卫生是为防止食品污染和有害因素危害人体健康而采取的综合措施。世界卫生组织对食品卫生的定义是在食品的培育、生产、制造直至被人摄食为止的各个阶段中，为保证其安全性、有益性和完好性而采取的全部措施。食品卫生是公共卫生的组成部分，也是食品科学的内容之一。

食品卫生管理是指国家卫生管理部门、工商行政管理部门、国家进出口商品检验部门和海关等部门对一切生产、经营食品的单位和个人、允许上市出售的食品及进出口食品的卫生状况进行的监督管理。

二、食品卫生管理的主要内容

一是对上市食品（包括食品原料、食品添加剂、食品包装材料）的卫生管理；二是对生产、销售食品的企业的卫生管理；三是对生产、销售食品的从业人员的身体健康状况的管理；四是对进出口食品卫生的管理。

三、食品卫生管理制度

（一）进货索证索票制度

严格审验供货商（包括销售商或者直接供货的生产者）的许可证和食品合格的证明文件。

对购入的食品，应索验并仔细查验供货商的营业执照、生产许可证或者流通许可证、标注通过有关质量认证食品的相关质量认证证书、进口食品的有效商检证明、国家规定应当经过检验检疫食品的检验检疫合格证明。上述相关证明文件应当在有效期内首次购入该种食品时索验。

购入食品时，应索验供货商出具的正式销售发票，或者按照国家相关规定索取有供货商盖章或者签名的销售凭证，并留具真实地址和联系方式。销售凭证应当注明食品名称、规格、数量、单价、金额、销货日期等内容。索取和查验的营业执照（身份证明）、生产许可证、流通许可证、质量认证证书、商检证明、检验检疫合格证明、质量检验合格报告和销售发票（凭证）时应当按供货商名称或者食品种类整理、建档备查，相关档案应当妥善保管，保管期限自该种食品购入之日起不少于两年。

（二）食品进货查验记录制度

每次购入食品时，都要如实记录食品的名称、规格、数量、生产批号、保质期、供货者名称及联系方式、进货日期等内容。

采取账簿登记、单据粘贴建档等多种方式建立进货台账。食品进货台账应当妥善保存，保存期限自该种食品购入之日起不少于两年。食品安全管理人员还应定期查阅进货台账和检查食品的保存与质量状况，对即将到保质期的食品，应当在进货台账中作出醒目标注，并将食品集中陈列或者向消费者作出醒目提示；对超过保质期或者腐败、变质、质量不合格等食品，应当立即停止销售，撤下柜台销毁或者报告工商行政管理机关依法处理，食品的处理情况应当在进货台账中如实记录。

（三）库房管理制度

食品与非食品应分库存放，不得与洗化用品、日杂用品等混放。

食品仓库实行专用并设有防鼠、防蝇、防潮、防霉、通风的设施及措施，并运转正常。

食品应分类、分架、隔墙隔地存放。各类食品应有明显标志，有异味或易吸潮的食品应密封保存或分库存放，易腐食品要及时冷藏、冷冻保存。

储存散装食品的，应在散装食品的容器、外包装上标明食品的名称、生产日期、保质期、生产经营者名称及联系方式等内容。

建立仓库进出库专人验收登记制度，做到勤进勤出、先进先出，定期清仓检查，防止食品过期、变质、霉变、生虫，及时清理不符合食品安全要求的食品。

食品仓库应经常开窗通风，定期清扫，保持干燥和整洁。

工作人员应穿戴整洁的工作衣帽，保持个人卫生。

（四）食品销售卫生制度

食品销售工作人员必须穿戴整洁的工作衣帽，经洗手消毒后上岗，销售过程中禁止挠头、咳嗽，打喷嚏用纸巾捂口等行为。

销售直接入口的食品必须有完整的包装或防尘容器盛放，使用无毒、清洁的售货工具。还应有专柜，要有防尘、防蝇、防污染设施。

销售的预包装及散装食品应标明厂名、厂址、品名、生产日期和保存期限（或保质期）等。

（五）食品展示卫生制度

展示食品的货架必须在展示食品前进行清洁消毒。

展示食品必须生、熟分离，避免食品交叉感染。

展示直接入口的食品必须使用无毒、清洁的容器，保持食品新鲜卫生，不得超出保质期。展示柜的玻璃、销售用具、架子、灯罩、价格牌不得直接接触食品，展示的食品不得直接散放在货架上。

展示食品的销售人员必须持有有效健康证明上岗，穿戴整洁的工作衣帽。

(六) 从业人员健康检查制度

食品经营人员必须每年进行健康检查，取得健康证明后方可参加工作，不得超期使用健康证明。

食品安全管理人员负责组织本单位从业人员的健康检查工作，建立从业人员卫生档案。

患有腹泻、伤寒、病毒性肝炎等消化道传染病的人员，以及患有活动性肺结核、化脓性或者渗出性皮肤病等有碍食品安全的疾病的人员，不得从事接触直接入口食品的工作。

(七) 从业人员食品安全知识培训制度

认真制订培训计划，定期组织管理人员、从业人员参加食品安全知识、职业道德和法律、法规的培训以及操作技能培训。

新参加工作的人员包括实习工、实习生必须经过培训，并在考试合格后方可上岗。

建立从业人员食品安全知识培训档案，将培训时间、培训内容、考核结果记录归档，以备查验。

(八) 食品用具清洗消毒制度

食品用具、容器、包装材料应当安全、无害，保持清洁，防止食品污染，并符合保证食品安全所需的温度等特殊要求。

食品用具要定期清洗、消毒，且要有专人保管，不混用不乱用。

食品冷藏、冷冻工具应定期保洁、洗刷、消毒，专人负责、专人管理。

食品用具的清洗、消毒应定期检查、不定期抽查，对不符合食品安全标准要求的用具应及时更换。

(九) 卫生检查制度

制订定期或不定期卫生检查计划，将全面检查与抽查、问查相结合，主要检查各项制度的贯彻落实情况。

卫生管理人员负责各项卫生管理制度的落实，每天在营业后应检查一次卫生，检查各岗位的人员是否有违反制度的情况，发现问题后及时指导改进，并做好卫生检查记录备查。每周要有 1~2 次全面的现场检查，对发现的问题及时反馈，提出限期改进意见，并做好检查记录。

知识链接

海鲜与柠檬同食不会引起食物中毒

很多人认为海鲜与柠檬或其他含维生素C的食物同食等同于砒霜，理由是虾等软壳类食物含有浓度较高的五价砷化合物，会与还原剂维生素C反应，转变为有毒的三价砷，也就是人们俗称的砒霜。而事实上，海产品的砷含量很低，每千克海产品的含砷量不到0.1 mg，而砒霜摄入量需达几十毫克才能中毒，这样计算起来每次摄入海产品的量必须达到几千克甚至几十千克，而且要吃大量的水果和蔬菜，并且在人体内要发生百分之百的反应，才能产生砒霜。

海鲜与维生素C同食不仅不会中毒，反而是好的搭配。在烹饪鱼、虾、蟹等海鲜类食物时，若杀菌不彻底，则容易导致食物中毒，而柠檬中含有柠檬酸等有机酸，有一定的杀菌作用。

思考与练习

一、填空题

1. 食品在种植或饲养、生长、收割或宰杀、(　　　　)、储存、运输、(　　　　)到食用前的各个环节中，由于环境或(　　　　)的作用，可能受到有毒有害物质的侵袭而造成污染，使其营养价值和卫生质量降低。这个过程就是食品污染。

2. 世界卫生组织对食品卫生的定义是在食品的(　　　　)、(　　　　)、制造直至被(　　　　)为止的各个阶段中，为保证其安全性、有益性和完好性而采取的全部措施。

3. 食品卫生管理是指国家卫生管理部门、(　　　　)、(　　　　)和(　　　　)等部门对一切生产、经营食品的单位和个人、允许上市出售的食品及进出口的食品的卫生状况进行的监督管理。

二、选择题

1. 根据《中华人民共和国食品安全法》规定，食品是指(　　)。
   A. 在商店、超市、摊点等出售的可供饮食的物品
   B. 各种供人食用或饮用的成品和原料以及按照传统既是食品又是药品的物品，但不包括以治疗为目的的物品
   C. 历史上，人类曾经食用过的所有动物或植物种类
   D. 可供人食用或饮用的并且有治疗效果的物品

2. 食品经营者储存散装食品，应该是在（　　）标明食品的名称、生产日期、保质

期、生产者等内容。

A. 储存位置　　B. 货架上　　C. 外包装上　　D. 包装上

3. 在广告中对食品质量做虚假宣传，欺骗消费者的，应依照(　　)。

A.《中华人民共和国广告法》的规定给予处罚

B.《中华人民共和国食品安全法》的规定给予处罚

C.《中华人民共和国消费者权益保护法》的规定给予处罚

D.《中华人民共和国产品质量法》的规定给予处罚

4. 食品安全标准中规定了技术要求和措施的是(　　)。

A. 食品　　B. 食品添加剂　C. 相关食品产品　D. 生产经营过程

5. 生产、销售不符合食品安全标准的食品构成犯罪的，依法追究(　　)。

A. 刑事责任　　B. 民事责任　　C. 行政责任　　D. 道德谴责

6. 不属于食（饮）具常用的室内消毒法的项目是(　　)

A. 蒸汽　　B. 煮沸　　C. 紫外线　　D. 红外线

三、简答题

说一说有哪些食品卫生管理制度？

参考文献

[1] 杨霞.烹饪营养与卫生[M].北京:机械工业出版社,2011.

[2] 余桂恩.食品营养与卫生[M].2 版.北京:高等教育出版社,2019.

[3] 吴肖淮,高臣,陈冬梅.饮食营养与卫生[M].北京:科学出版社,2012.

[4] 张怀玉,蒋建基.烹饪营养与卫生[M].2 版.北京:高等教育出版社,2008.

[5] 高宇萍,袁静宇.食品营养与卫生[M].北京:海洋出版社,2010.

[6] 张立实,吕晓华.基础营养学[M].北京:科学出版社,2018.